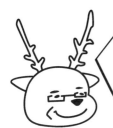

令和版 教えて！
ホメシカ先生

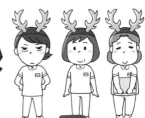

Z世代ナースの
ほめ方・
しかり方・
伝え方

信頼を築ける
ホメシカ理論の実践で、
新人・後輩指導が変わる！

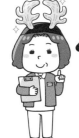

野津 浩嗣 著

有限会社 AE メディカル代表取締役
株式会社アニメートエンタープライズ代表取締役
国際コーチング連盟マスター認定コーチ

JN080808

MC メディカ出版

新人が質問もしないし、課題の相談にも来ないので「大丈夫？」「悩んでいることはない？」と声を掛けたり、休憩時間に距離を縮めようとプライベートな話をしたり、休みの翌日に「昨日は何してたの？」と聞いたりして、親近感を与えようとしていませんか？

　実はあなたがよかれと思ってやっているこの関わり方は、Z世代のナースたちにとっては、あまり効果的ではありません。彼らには、上から目線の指導や古い考え方の押し付けが「過度な管理」と否定的に受け取られてしまうからです。さらに「ほめて育てるとよい」という研修も、彼らにとってはあまり価値のないものかもしれません。「すごいね」「がんばれ」といった表面的な励ましはあまり効果がなく、「常識」「決まり」「私があなたの歳だった時には」といった言葉も、ウザがられるだけです。

　若手スタッフを指導・育成するあなたに必要なのは、彼らの考え方や価値観を理解し、彼らと一緒に成長することです。

　これを読んで、指導者である皆さんの多くが、「なんで私たちが若い世代に合わせなければならないの？」と思ったのではないでしょうか。この疑問に対し、私は次のように答えます。

　「指導には2つの要素が必要です。ひとつは人に好かれる力、もうひとつは人から嫌われない力です。とくにZ世代には、彼らから好かれ、尊敬される接し方やコミュニケーションが求められます」

　ずばりZ世代の彼らが求めているのは、「安心して働ける心理的安全性が高い職場」と「それを提供してくれる上司・先輩」です。

　「ほめる＆叱る」「わかりやすく納得できる指示」「自分が正しいのか間違っているのかについての的確なフィードバック」など、本書には、あなたがそれを実践するための指導方法や関わり方について、具体的なアドバイスが書かれています。読み終わったら、新人

や若手の指導に対して自信と理解が深まっていることでしょう。

　約10年前、私は多くの昭和世代の指導者から「ゆとり世代への指導が難しい」という相談を受けました。ゆとり世代は、ほめることで成長する傾向にありましたが、ほめるのが得意ではない昭和世代の人たちがほめ続けてもあまり効果は出ませんでした。

　指導とは振り子のようなもので、ほめるというプラスを与えたならば、叱るというマイナスも与えることが必要です。このほめると叱るのバランスで、人が育ちます。ここから「ホメシカ理論」が生まれました。

　2012年に初の「ホメシカ理論セミナー」を開催し、2014年には『ホメシカ理論』が出版されました。セミナーや研修会で、ホメシカ理論に基づく若手指導が注目を浴びました。そして、2018年には看護分野に特化した本書の初版である『教えて！ホメシカ先生　今どきナースのほめ方・しかり方』が刊行され、ゆとり世代の若手スタッフの育成を担当するナースから大いに支持をいただきました。

　出版から5年以上が経過し、ゆとり世代の人たちも指導する立場になりました。世代が変われば、指導方法も変わります。そこで初版を大幅に加筆・再編集し、Z世代スタッフへの指導にたいへん有効な「伝え方」も新たに加え、改訂版である本書が完成しました。

　新人や若手を育て、自分自身も看護職としてキャリアアップし、離職の少ない快適な職場環境を形成するためには、専門知識を高めるだけではなく、人材育成の能力が必要不可欠です。

　本書を通して、あなたがZ世代のナースたちとの効果的なコミュニケーションの方法を学び、彼らの能力を最大限に引き出し、彼らと共に成長することができればうれしいです。

2024年1月

　　　　　　　　　　　　　　　　　　　　　　野津　浩嗣

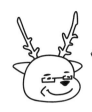

Z世代ナースの

令和版 教えて！
ホメシカ先生

ほめ方・しかり方・伝え方

Contents

第2章 新ホメシカ理論の基礎知識

第3章 「ほめる」「叱る」「伝える」を演習してみよう!

登場人物紹介

（本書ではホメシカ先生のほかに、ホメシカ先生に教えを受ける看護部長と
その病院の看護師たちが第4章と第5章で登場します）

ホメシカ先生

「ホメシカ理論」の提唱者であり、ほめ方・叱り方のエキスパート。教育研修業界に入り30年。さまざまな理論や手法を学び、ホメシカ理論を編み出す。コーチングのスキルを駆使し、心理的安全性が高い職場づくりを得意とする。理想的な上司で、部下からの信頼も厚い。

ホメシカ看護部長

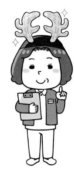

看護師歴35年。離職者が少なく、患者様からの評価が高い病院の看護部を牽引する。部下から尊敬され信頼も厚い。もともとはコミュニケーションをはかるのは苦手だったが、ホメシカ先生に教えを受け、最年少で看護師長になった。現在は、ほめ方・叱り方がプロの域に達している看護部長歴10年。後進の育成と働きやすい職場づくりに力を注ぐ。

鬼山師長（厳しい職人気質の師長）

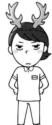

看護師歴33年。気が強く、師長の中でいちばん怖いと恐れられている。ホメシカ看護部長からほめ方を教えてもらい、実践中。

中間師長（バランスのとれた性格の師長）

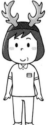

看護師歴22年。ややおとなしく、そつなく仕事をこなす。上司・部下のどちらとも仲がよい。

穏田師長（おだやかな性格の師長）

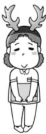

看護師歴23年。いつもにこやかでおだやかな性格。頼りにされ、年上の部下からも慕われている。部下を叱るのがやや苦手。

塩見さん（トラブルの多い新人）

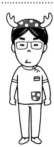

正しい手順やルールに沿った業務は得意だが、スタッフや患者様とのコミュニケーションが続かない。空気を読むのが苦手。

新開さん（トラブルの多い新人）

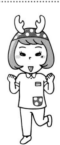

いろいろ取り組んではいるが、不注意なミスが多く、トラブルを起こしがち。

※ディレクション型、アレンジ型、ロジカル型、バランス型などの解説は、第4章を参照（p.124〜131）。

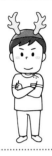

成瀬さん
（ディレクション型の先輩）

看護師歴5年。持ち前のリーダーシップを発揮し、チームの頼れる存在。行動が遅いメンバーにはイライラしがち。

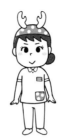

早川さん
（ディレクション型の新人）

新人ながら仕事が早くて、優秀。自分に自信があってプライドが高いので、周りの話をあまり聞かない。

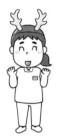

友近さん
（アレンジ型の先輩）

看護師歴5年。ポジティブ思考で、周りのやる気を引き出すのが得意。大ざっぱで細かいところに目がいかない。

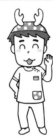

喜多さん
（アレンジ型の新人）

話し好きで患者様からも好かれている。細かい作業やルーティンワークが苦手で、記録や報告の提出が度たび遅れる。

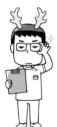

根本さん
（ロジカル型の先輩）

看護師歴5年。常に冷静な判断ができ、情報収集やデータ分析が得意。完璧を求めるあまり、自分にも他人にも厳しい。

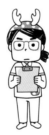

不動さん
（ロジカル型の新人）

仕事が丁寧で、正確。細かい作業も進んで行う。自分の感情を表に出さないので、誤解を受けてトラブルになりやすい。

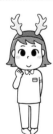

和田さん
（バランス型の先輩）

看護師歴5年。縁の下の力持ちで、人の話を聞くのが得意。気をつかい過ぎるところがあり、自分の意見を発言することや後輩を叱ることが苦手。

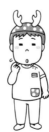

温井さん
（バランス型の新人）

周囲と協調して仕事を進める。おとなしい性格。仕事がゆっくり丁寧な分、緊急時やトラブルの対応が苦手。

●本書では、「○○世代」と表記されているものは一種の記号として、便宜的に「○○世代」という表現を用いています。
決して「○○世代」に悪意や差別的な意味合いはありません。

第**1**章

Ｚ世代の若者の特徴と、
Ｚ世代ナースとの
向き合い方・指導

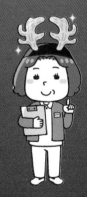

1 今どきの若者とは？

　本書では、ほめ方、叱り方、伝え方を中心に若手ナースの育成についてお話ししていきます。

① あふれる「〇〇世代」 図1-1

　まず、「今どき」という言葉から考えていきましょう。本書を手にしている新人ナースの指導に当たっている皆さんの多くは、「ゆとり世代」「さとり世代」などと言われた人たちではないでしょうか。多くは1990年代生まれの人たちだと思います。自身が社会に出たときにも「今どきの若者」と言われたことでしょう。

図1-1 あふれる「〇〇世代」

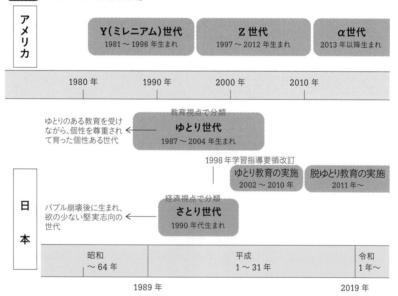

本書の「今どき」とは、アメリカをはじめ世界各国でよばれている「Z世代（1997～2012年生まれの人）」を対象として執筆しています（本書の刊行時の2024年1月現在では26歳以下）。

② Z世代の若者の理解度テスト

若手ナースの指導と育成についてお話しする前に、「Z世代の若者の理解度テスト」を試してみましょう。若者の価値観・仕事観などに関する設問が10問あります。今どきのZ世代の若者をどのくらい知っているのか、どんな指導方法がよいのかをテストしてみましょう（**図1-2**）。

図1-2 Z世代の若者の理解度テスト

（2024年1月現在の時代背景をもとに作成）

問1	2018～2022年における明治安田生命の理想の上司ランキングで男性・女性とも5年連続1位だったのは？ ●答え（男性）：　　　　　　　　●答え（女性）：
問2	理想の上司の4つのキーワードのうち3つは「やさしさ・知的さ・スマートさ」です。あとひとつは？ ●答え：
問3	今どきの若者が職場環境にとくに求めている2つは「人間関係がよい」とあとひとつは？ ●答え：
問4	今どきの若者が好む上司との距離感は？ ●答え：
問5	今どきの若者が上司の何を尊敬しているか？ ●答え：
問6	今どきの若者が上司に望むことは？ ●答え：
問7	今どきの若者はどんなタイプの上司を好むのか？ ●答え：
問8	今どきの若者はどんなほめ言葉を好むのか？ ●答え：
問9	今どきの若者にピッタリな叱り方を知っている？ ●答え：はい・いいえ
問10	今どきの若者はフィードバックを好む？ ●答え：はい・いいえ

解答 Z世代の若者の理解度テストの解答

- **問1**：男性は「お笑い芸人の内村光良さん」、女性は「水卜麻美アナウンサー」が5年連続で選ばれました。
- **問2**：理想の上司のキーワードは、「やさしさ」「知的さ」「スマートさ」に加えて「頼もしさ」です。問1の人物像から想像すると簡単だったかもしれません。
- **問3**：若者が職場環境に求めるもうひとつは、「安心してコミュニケーションがとれる職場」です。ちなみに「人間関係がよい」は7割を超します。
- **問4**：非常に難しいのですが、「いい距離感で、いざというときはサポートしてくれるスマートな上司」です。これは指導者の方が近いかもしれませんね。
- **問5**：知識や技術ではなく、「人として尊敬できること」です。若者はしっかりと見ていますね。
- **問6**：Z世代の若者は自己表現をあまりしないのでわかりにくいかもしれませんが、成長意欲があります。人間の三大欲求の次は「知識欲」ともいわれています。「いつも自分の成長を気に掛けてくれ、日ごろは強み（長所）をほめてくれること」を上司や指導者に望んでいます。
- **問7**は、熱すぎず、頼もしく、話し掛けやすい、相談しやすい上司です。とにかく大切なことは「コミュニケーションがとりやすい、話しやすい環境や相手」を望んでいます。
- **問8・9**：第2章「3 ほめる（p.59）」「4 叱る（p.74）」を参照。
- **問10**：答えは「はい」です。今どきの若者は、ほめられるほうが伸びると自認している人が75％です。ただし、ほめられてばかりではダメだという認識もあります。自分の考えや、やっていることが間違っていないか、とても心配しています。彼らは、最短で、効率的に、失敗せず、正解がほしいのです。間違っている場合は、今後同じ失敗を繰り返さないために、正しい情報がほしいのです。彼らは、フィードバック（改善点や評価を伝え、軌道修正を促すこと）を望んでいます。

　「Z世代の若者の理解度テスト」はいかがでしたか？　8点以上の人は、すでに今どきの若者をよく知っているといえます。それ以下の人は、本書で勉強して指導に生かしてくださいね。

③ 今どきナースを育てる先輩ナース

　今では、ゆとり世代がＺ世代の後輩や新人を指導するという構図になりました。それでは、「今どきナース」のＺ世代と「先輩ナース」のゆとり世代はどう違うのでしょうか。

　まず、ゆとり世代は競争意識があまりなく、周囲と同じであることを好みます。ゆとり世代の皆さんが新人のときは「みんなでうまくなれればいい」と、新人みんなで同じ回数になるように順番に実習に当たっていたという話を聞きました。Ｚ世代は、自分は自分、人は人ですから、やりたければどんどん取り組んでいきます。

　ゆとり世代が指導者になったいま、「自分は新人時代に叱られて育ったけど、実は精神的にしんどいときがあった」「叱るのは苦手だし、相手のことを思うとあまり叱りたくない」などとよく聞きます。しかし、ナースの仕事のミスは患者様の命に関わる場合もあります。苦手だからと避けずに、本書で叱り方を学び、本当に必要なときに役立ててほしいと思います。

　とくに、2020年以降に入職したＺ世代のナースは、コロナ禍の影響で実習経験が不足しています。仕事のイメージがつかめないまま入職している場合があります。もともと対面のコミュニケーションが苦手なのに、コロナ禍で経験も積めず、患者様へ接することの不安や苦手意識がこれまでの新人以上にあるでしょう。皆さんが新人のときよりも、仕事をすることや職場に行くことへの不安の種は多く、そして大きくなっています。

　休憩時の黙食、私語や会食の禁止などでコミュニケーションの量や機会が減少しました。新人同士で愚痴を言い合ったり励まし合ったり、職場と違う場所で先輩と話して、関係を築いたりする機会もなかなかありません。短い時間でも効果の高い「ほめる」「叱る」「伝

える」指導がいまこそ必要なのです。

④ Z世代の若者の特徴

　では、まず今どきの若者の特徴を確認しましょう。最近の若者の特徴として5つの要素が挙げられると考えています。

1) デジタルネイティブ・ソーシャルネイティブ

　2008年に日本でiPhoneが発売されました。1998年生まれの人であれば10歳の時にはもうスマートフォンが存在していたということです。おそらく初めて買ってもらった端末はスマートフォンで、パカパカと開閉していた折り畳み式の携帯電話なんて、ほとんど使ったことがないのではないでしょうか。

　Z世代の若者はわからないことがあれば、誰かに聞く前に、スマートフォンで即調べて自分で解決してしまう環境で育ったのです。そのため効率的であることやスピード感を重視します。話題になっている映画やドラマの結末を検索し、2倍速や3倍速で見てしまいます。なんでも事前に調べて対応してしまうので、「トリセツ世代」とよばれることもあります。入職前にSNSなどで、職場の雰囲気やナースのキャリアなどの情報を収集していた新人もいる、なんて話も耳にします。

　事前にわかっていることを好むので、職場のルールやマニュアルなど、文章化されているものがあれば、渡しておくとよいですね。指示を出すときも事前に丁寧に提示するとうまくいきやすいでしょう。

　先に答えを知りたがる傾向も多く見られます。順を追ってひとつずつ指導しているのに、自分で考えもせず……と思うこともあるかもしれません。とくに全体像や「なぜ今、これを行う必要があるのか」を先に説明しておくと、やる気を引き出すことにつながります。

逆に理由も言わず「いいからこれやって！」と押し付けられること
などにストレスを感じ、業務もうまくこなせず、上司・先輩に不信
感を抱きます。

　一方で、自分が調べられるところまでで、おしまいという側面も
あります。「○○について調べてきて」と課題を出しても、途中ま
でしか調べられていない。その理由を聞くと、「これ以上はネット
で調べても出てこなかったので」となるのです。人に聞いてみる、
辞書や参考書で探すなど時間をかけて取り組むという考え方が、あ
まりないように思えます。

　そして、子どものころから SNS がすでに普及していた世代です。
画面に向き合っている時間が長い分、対面でのコミュニケーション
はちょっと苦手です。友だちとも直接会って話すより LINE やイン
スタ DM などのやりとりのほうが多く、対面でのコミュニケーショ
ンが少なくなりがちです。短く簡単な言葉でのやりとりが多かった
せいで、主語がなかったり、省略された短縮言葉が多かったり、い
わゆるネット基準の言葉に親しんでいるのです。

　そのため使い慣れていない敬語は苦手です。敬語を使う経験が足
りていないだけなので、「先輩にする言葉づかいじゃないって！」「な
んで患者様にそんな言葉づかいをするの！」と感情的になる前に、
お手本を見せてあげてくださいね。

2）自己肯定感が低い

　Z 世代は「承認モンスターだ」という人すらいます。とにかくほ
められたい、認められたくて仕方ないのです。SNS が身近なツー
ルだからこそ、おもしろいと思ったことや感動したことを共有した
い、自分の考えや行動を受け入れられたいと考えています。この承
認欲求が行きすぎたのが SNS に投稿される「お騒がせ動画」だっ
たりします。冷静に考えれば信じられない行為ですが、「いいね」

してほしい、誰かに認めてほしいという気持ちが行きすぎた結果だと思います。

▶ ホメシカ先生からのポイントレクチャー
自己肯定感が低いZ世代の時代背景

Z世代は、大震災、大型台風・線状降水帯による水害などの自然災害を経験し、社会に出るタイミングがコロナ禍、など社会不安の多いなかで過ごしてきました。それゆえ「自分はここにいていいのだろうか」という不安を常に抱えていて、自己肯定感が低いのです。だからこそ、指導のときに何か指摘されると、ささいなことでも落ち込みやすい傾向にあるので気をつけましょう。

社会的貢献に関心が高いのもその表れで、自分が生活することで誰かに迷惑を掛けたくない、自分が気づかないうちに誰かを傷つけたくないと思い、社会問題に強く関心を寄せています。

職場では「自分がここにいていいんだ」「自分は役に立っているんだ」と感じることができないと、すぐにやめてしまいます。Z世代は仕事に対して「やりがい」よりも「安定」を求める傾向があります。仕事にやりがいがあることを教えるのも上司や先輩の役割ですが、「ここにいていいんだ」という存在承認（p.61参照）の割合を大きくした声掛けが、Z世代には効果的です。彼らに居場所をつくってあげるのです。とくに信頼関係ができ上がる前にきつく言われてしまうと、非常に落ち込んでしまいます。

Z世代の若者も基本的には、ほめられる教育を受けて育ってきました。ほめられるのはもちろんうれしいのですが、「すごいね」「さすがだね」という表面的なほめ言葉では満足できません。どこを、どういう理由で承認されているのかが知りたくてたまらないのです。

失敗したくない、間違いたくないという気持ちが強く、「大丈夫？」と聞くと「大丈夫です」としか返してくれませんから、何に困っているのか、どこまで理解しているのかを、確認しながら指導に当たりましょう（p.29、表1-2、図1-5 参照）。

3）フラットな人間関係を好む

　Z世代は共働きの核家族が多く、大人と接する機会が少ない環境で育ちました。叱ることにも、叱られることにも慣れていない「ゆとり世代」が先輩です。先輩の言うことが絶対という昭和世代とは違う、上下関係があまりない学生生活を過ごしました。年齢を超えた友人もネット上でのつながりのため、Z世代には上下関係という概念があまりなく、フラットな人間関係を好みます。相手が年上だから、経験年数が上だからといって謙虚になる、下手に回ることができない人がいます。これは失礼な態度をとろうとしているのではなく、先輩だから、年上だからという理由で、ほかの人と違う態度をとるという発想がないだけなのです。

　こういった理由からも、敬語をうまく使うことができません。「フレンドリーに話し掛けてくるけど、私、先輩だよ」と思うこともあるかもしれません。社会に出たのだから敬語を使いなさい、先輩に従いなさいと言ってもいままで経験していないので、頭が追いつきません。ナースとしてだけではなく、社会人としての成長を支援していく必要があります。少し長い目で見ていきましょう。

4）自分は自分、人は人

　デジタルネイティブ・ソーシャルネイティブな彼らは、指ひとつで膨大な情報にアクセスできる環境で、これまでと比較しても、非常に多くの情報のなかで育ってきました。学校教育やインターネットの情報を通して、小さいころから多様な価値観や文化に触れてきて、多様性を受け入れることに抵抗を感じない世代といえます。

ですから年齢や性別などの属性にとらわれず、「一個人」として接します。多様性を当たり前のこととして受け入れているので、「自分らしさ」を大切にするし、尊重してほしいと考えています。自然と「人は人、自分は自分」という考え方になっているのです。

　指導でも、一人ひとりを尊重して、個性に合わせてほしいと感じており、従来の一方的な、画一的指導は受け入れられません。

　先輩たちから言われたことは忠実に行いますが、自分の仕事はこの範囲だと、勝手に判断してしまうことがあります。自分の言われた範囲のことはできたから、それでいいと判断してしまうのです。

　ある日新人に清拭を頼んだら、ものすごく早く帰ってきたので聞いてみると、「清拭はしましたけど、着替えも陰部洗浄もしてません」というようなことが起こってしまうのです。

　しかし、実際の現場はそれではうまく回りません。新人のうちは、言われたことだけやっていればいいかもしれませんが、ナースの日常的な業務の量は膨大ですから、「ひとつの仕事にいったいどれだけ時間をかけるの！　この先どうなるの……」と思ったり、フォローし合いながら業務を回す必要があるため、気がついた人がやる簡単な雑務などを「この業務は新人が率先してやってよ」と思ったりすることもあるでしょう。それは新人が、仕事の全体像がわかっていないだけなので、ぜひその点は、事前に説明しておきましょう。

　また、プライベートを大切にしており、あまり立ち入られたくありません。適度な距離感を大切にしてください。仲を深めようとプライベートな話をしすぎないようにしましょう。自分らしさが大切で、この職場では自分らしくいられないと思ったら、すぐに離職してしまいます。

5）やさしく素直で気配りをする

　彼らは、叱られたり、理不尽な上下関係のなかで過ごしたりした経験が少なく、やさしく素直なまま育っています。期待にはこたえたいし、出された課題をクリアしたい、失敗したくないという気持ちは人一倍あります。とくに対人関係では、やりすぎなほど気配りや気づかいをしている場合があります。

> **▶ ホメシカ先生からのポイントレクチャー**
> **Z世代の若者なりの気づかいや思いやりを理解する**
>
> 　ある先輩が「こちらは大きな声であいさつをしたのに、小さい声で返された」という場合でも、本人に聞いてみると「先輩はすぐに違う人と話し始めたから、邪魔にならないように、小さい声であいさつをしました」という場合があるのです。わからないところを、先輩に質問したくても、「いまは忙しそうだな？　機嫌が悪いのかな？」などと気をつかって、声が掛けられないケースも多く見られます。「新人が質問に来ない。やる気がないんじゃないの？」と思う前に、話し掛けづらかったのかもしれないと、彼ら世代の特徴を思い出してください。

　彼らの気づかいや気配りは皆さんから見ればピントがずれているように思える場合もあるでしょう。それは、社会経験が乏しいせいですから、時間が経てば徐々に解決していきます。

　Z世代は「やりがい」よりも「安定」を求めているといわれます。安定した職場で、信頼している先輩からの指導にこたえたいと思っています。まずは職場に慣れて、この先輩になら、何でも相談できると思えるような、信頼関係を築きましょう。そのためには、「今どきの若者は」と色メガネ（先入観）で見ない、彼らに合わせた方法が必要なのです。

2 今どきナースとの向き合い方

　数年前は「まったく、今どきの若者は……」「これだからゆとりはダメなんだよ」と、部下の指導に当たる昭和世代の上司や先輩たちが愚痴り、部下の指導に大いに悩みました。価値観や考え方が今までとはまったく違うゆとり世代の新人たちに合わせて、指導のやり方が大きく変化しました。

　先輩たちの頭を悩ませたであろう「ゆとり世代」も今は指導する側になり、悩む側になったわけです。大いに悩みながら、本書をヒントに「Z世代」の後輩指導に取り組んでいってください。

① 相手に合わせた指導

　例えば、1998年生まれの人が三年制の看護学校を卒業したのであれば2020年から勤務をしています。今後入職してくる新人たちがいわゆる「Z世代」のど真ん中ということです。「今どきの若者は〜」「自分が新人時代と比べて〜」と愚痴をこぼす先輩は、いつの時代も同じです。ですが、そこで思考をストップさせないでください。指導する側と指導される側、お互いが満足する指導になるためには、指導する側の向き合い方が重要です。

　まず頭に置いておいてほしいのは、自分の考え方、自分たちが新人だったときと、いまの新人の考え方、いまの状況はまったく違うということです。人はすべてにおいて自分基準の思考で考え、話します。ですが、指導の際にはそれではよい結果は得られません。目の前の人を理解しよう、相手に合わせた指導をしようという気持ちを忘れないでください。指導する相手がどんな考え方なのか、どう

いう状況に置かれているのか、を考えながら指導しましょう。

② 指導する側の困っていること

　私は、指導する人に向けてお話しする機会が多くありますので、指導する側の悩みをよく聞きます。皆さんからよく挙がる悩みをまとめてみました（**図1-3**）。

図1-3 指導する側の困っていること[1]

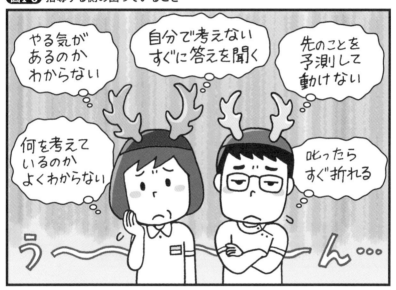

1）何を考えているのか、やる気があるのか、よくわからない

　新人に当たるZ世代は、対面コミュニケーションが苦手で自己表現もネットの外では苦手です。ですから、上司・先輩が「相手が何を考えているのか」を知る機会は、どうしても少なくなってしまいます。そうすると「何を考えているのかわからない」となってしまいます。

Ｚ世代の若者は、「根性」や「熱血！」のような暑苦しい表現は好みませんから、はたから見て、やる気があるように見えるなんて、ちょっと恥ずかしいと思っていることでしょう。

　本当にやる気があるかどうかは、彼らの仕事に取り組む姿勢を見ていれば、徐々にわかるはずです。「何を考えているのかわからない」とそこでほうり投げず、後輩の取り組む姿勢を理解しようと努力し続けてください。

2）自分で考えない。すぐに答えを聞く

　受験勉強のように正解はひとつ、という勉強を積み重ね、わからないことは即検索という環境にいたため、「考える」ことになじみがありません。自分で考える前に、わかる人がいるなら、答えを教えてもらおうとします。「答えは効率的に手に入れる」がＺ世代の価値観です。

　しかし、仕事では自分で考えることが大切になります。最初は、お互い苦労するかもしれませんが、「○○さんはどう思う？」と問い掛け、考えるきっかけをつくることに努めましょう。

▶ **ホメシカ先生からのポイントレクチャー**
　Ｚ世代がすぐに答えを知ろうとする理由

　Ｚ世代がすぐに答えを知ろうとするのは、「全体像を理解したうえで、効率よく進めるにはどうする？」ということをより意識して行動しているだけで、手抜きをしているわけではありません。少し面倒に感じるかもしれませんが、「なぜこれをする必要があるのか」を言葉にして、同じ方向を向いていけるように導くことが大切です。応用力が高い彼らの特徴を生かし、定番のやり方をひととおり指導したうえで、改善点を挙げるようなフィードバックをすると、目から鱗が落ちるようなアイデアが飛び出すかもしれません。

3）先のことを予測して動けない。指示された以上のことはやらない

　あらかじめ決まっていることや、言われたことはできます。しかし、その次どうするのか、どのような状態で自分の作業を終わっておくと、次の担当者が楽になるのかなどについては、あまり考え慣れていません。

　自分で考えるという発想がない、人は人、自分は自分という考え方が強いので、指示された範囲以外のことは、しようと思わないというのがＺ世代の特徴の表れでもあります。しかし、一番の原因は、仕事の全体像の把握ができておらず、何をしたらいいのか想像できていないということです。そこで、これは仕事に慣れてきたら、「もう一歩先を考えて、業務に当たろう」と声を掛けて、考えるきっかけをつくっていきましょう。

4）叱ったら、すぐに折れる

　これはＺ世代だけでなく、ゆとり世代以降の特徴です。小さいころから叱られることに慣れておらず、耐性がありません。大きい声を出されたり、人前で厳しく言われたりしただけで、フリーズ状態になってしまう人もいます。ナースは、患者様の命に携わる業務です。どうしても、厳しく伝えなければならない場合もあると思いますが、大きい声を出したり、厳しい表情を見せたりしなくても相手を叱ることはできます。ぜひ本書の第２章「叱る」を参考にしてみてください。

③ 指導される側の困っていること

　では一方で、指導される側は、どんなことで困っていたり、どんなことをストレスに感じたりしているのでしょうか（**図1-4**）。

図1-4 指導される側の困っていること

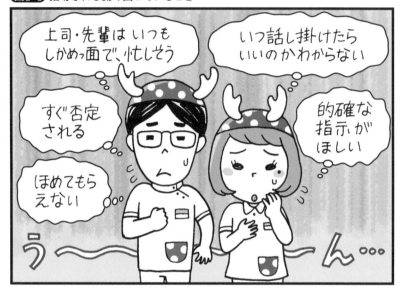

1) 上司・先輩はいつもしかめっ面で、忙しそう。いつ話し掛けたらいいのかわからない

　「Z世代の若者の特徴」でも述べたとおり、対面コミュニケーションが苦手で、気をつかいすぎるほど気づかう特徴があります。

　先輩の顔色を見て、質問できそうなタイミングを見計らいますが、「ずっと怖い……」「いつも忙しそう」「いつ話し掛けたらいいのかわからない」と思っています。

　人間は忙しいときほど、険しい表情になりがちです。普段から表情が険しくならないように気をつけたいものです。しかし、いつも意識するのはなかなか難しいことです。せめて話し掛けられたときだけでも、笑顔で対応するようにしてください。

　「忙しそうに見えるかもしれないけど、いつ話し掛けても大丈夫だよ」とあらかじめ声を掛けたり、すぐには対応できないという場

合は「いまはちょっと無理だから待ってね」とひと言断って、あとから「あのときは何だったかな？」と話してみましょう。1日1回は話ができる時間を、短くてももつようにする、あいさつは「○○さん、おはよう！」と必ず名前を呼んで顔を見てする、それだけでも新人は話し掛けやすいと感じるようになります。

2）ほめてもらえない、すぐ否定される

せっかく話し掛けても、ほめてもらえない、認めてもらえない、すぐに否定される……と次に話し掛けるハードルはさらに高くなってしまいます。勇気を出して話し掛けたのに冷たくあしらわれたら、明日から仕事に行きたくなくなる、なんて声も聞きます。

忙しい業務のなかで、指導に割ける時間は、あまり多くないと思います。話は最後まで遮らずに聞く、まずは受け止める、の2点はぜひ実践してくださいね。

3）的確な指示がほしい

指示されたその場では「わかりました」と答えますが、指示があいまいで実際に何をするのかわからない、ということがあります。今どきの若者は、とにかく的確で明確な指示がほしいのです。「これぐらいはわかっているだろう」は、あなたの思い込みです。仕事の目的、内容、注意するポイント、期限などを丁寧に指示しましょう。

「そこまで話をしないと伝わらないの？」「そんなことまで話す時間はない！」と思うかもしれませんが、丁寧に説明しておくほうが、仕事の生産性が高まり、やり直しなどの二度手間になることも少なくなります。「あうんの呼吸」「目を見れば相手がわかる」「見て覚える」なんていうのはもう通用しないのです。

日常の業務のなかでは、なかなか新人ナースと話す時間がとれないという場合は、定期的に面談を実施しましょう。面談の際には、**表1-1**のようなことに気をつけてほしいと思います。

表1-1 面談の際に気をつけるポイント

- **会話の途中で口を挟まない**：話をしているとき、「口を挟まず聞く」ということを念頭に置いておき、頭を整理する時間をとる。あまりうまく言えずに沈黙することがあっても、少し待つ。
- **相手の言った言葉を繰り返して確認する**：ときどき相手の言った言葉を繰り返して、話や進捗状況を確認する。
- **話を決めつけない**：話を決めつけずに、「つまり、こういうことですか？」と、話を要約して確認する。
- **「なぜ？」とあまり聞かない**
- **メモをとる**
- **聞く姿勢をとる**：話を聞く姿勢をとり、ひじをつく、腕や足を組む、ふんぞり返るのは NG。
- **いい加減な返答や突き放したような返事は NG**：「ふ～ん、まぁいいんじゃない」や「それでやってみたらいいじゃない」のような、返事はしない。

④「大丈夫?」と聞くと「大丈夫です!」と答える理由

　上司・先輩の皆さんは、新人ができない体験を通じて、看護が嫌いになり、職場にうんざりして、辞めたりしないように常に気を配っていることと思います。「不安な作業があればもう一度教えるよ、もし不安なことがあれば言ってほしい、つらいことには寄り添いたい」という思いから「大丈夫、不安なことはない？　困ったらいつでも相談してね」と声掛けをよくします。

　しかし、この「大丈夫？」という聞き方が問題なのです。

　最近「新人ナースに『大丈夫？』と尋ねると、たびたび『大丈夫です』と返ってきます。それでやらせてみたら、全然大丈夫ではないんです。まったく理解していないし、できないんです」という相談が増えてきました。新人ナースが、このように答える理由を考えてみましょう（表1-2）。

　「大丈夫？」ではなく、「どこまで進んだ？」「いま何をやっている？」などと、自由に回答できるオープンクエスチョンで質問しましょう（図1-5）。

表1-2 「大丈夫?」の問い掛けに「大丈夫です」と答える理由

- 上司や先輩が忙しそうにしているので邪魔をしたくない。手間を掛けさせたくない。
- わからないと答えると、できない人間と思われてしまう恐れがあるので、評価を気にしすぎて、大丈夫としか言えない。
- 自分の思っていることを言って受け止めてもらえると確信できる信頼関係がない。
- 「大丈夫?」という声掛けに「大丈夫に決まっているよね」というプレッシャーを感じる。

図1-5 新人に寄り添った質問の仕方を工夫する[1]

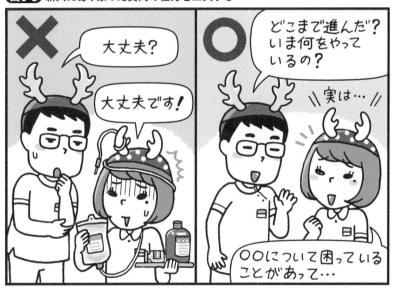

　さらに、例えばその日の仕事の振り返りのときは「今日はどうだった?」よりも「今日は○○と○○を実践してみたけど、学べたことや、逆に難しかったことやわからないことはあった?」と聞くほうが次につながる答えが返ってくると思います。自由に回答できる問い掛けであれば「実は○○について困っていることがあって……」と相談もしやすくなりますね。

数字を活用した「質問（問い掛け）」も効果的です。「疲れた？」ではなく、「今日の疲労度は10段階でどれくらい？」と聞けば、具体的な数字で返ってきます。「今日の帰りまでに何でもいいので質問を3つしてください」というのもおすすめです。

質問するためには、仕事に取り組む視点や取り組み方をいつもと変える必要があります。新人にもいい刺激となることでしょう。ぜひ、「大丈夫？」という意味のない声掛けをやめ、意味のある声掛けをしましょう。

⑤ 承認欲求が高い今どきナース

「職場で『〇〇やっておきました』と報告したとき、こっちも見ないで素っ気ない返事をされるのがいちばんイヤ！」とある新人ナースが話していました。Z世代は自己肯定感が低く、SNSなどで常に「いいね！」をし合う環境にあったため、承認欲求がとても高いという特徴があるのは、前述したとおりです。SNSでは、自分が何か投稿すれば、どんな些細な内容でも、何件かレスポンス（反応や応答）があるというのが、彼らの日常です。何かにつけて「いいね！」がデフォルト。職場でも日常的に「プチほめ」を求めています。彼らが望んでいるのは「質より量」です。

部署内のミーティング、一対一の面談などで、ひと言ふれる。メールやチャットツールでほめメッセージを送る。一見地味ですが、こういう感じのほめ方のほうが、じわじわ承認欲求が満たされていき、Z世代には有効です。

「プチほめ」に至らないくらいの「プチ感謝」も、レスポンスがあ

るだけで、彼らにとっては、十分に承認欲求を満たすものになります。

　例えば、報連相（報告・連絡・相談）には必ず「ちょい足し」です。「よくなったね」とほめてもいいですし、「大変だったでしょう」と共感してもいいし、「助かったよ」と感謝を伝えてもいいでしょう。

▶ **ホメシカ先生からのポイントレクチャー**
承認欲求を満たすポジティブな「やっぱり」

　例えば、「やっぱり、やると思ってた」と言うと、相手は「普段からできると思ってくれていた?」と、うれしい気持ちが倍増します。普段からちゃんと自分のことを見ていてくれた感が出ます。これが承認欲求を満たす「ほめ」の本質的なポイントです。「やっぱり」には、そのエッセンスが凝縮されています。これは若手にも刺さるのです。ただし、マイナスなことを伝えるときに「やっぱり」を使うと「普段からできないと思われていたんだ」と逆効果になりますので、気をつけてください。

　一方で、おおげさにほめられることは嫌っています。「すごいね」「さすがだね」とべたぼめされても、「うれしくないことはないけど、何がほめられているのかよくわからない。そんなにおおげさにほめられても困る。先輩や同僚に"意識高い系"とか思われてたらイヤだ」と、あまりいい印象はもたれません。「出る杭は打たれやすく、陰でどうこう言われるのが面倒だから」という理由で「最近の若手は営業表彰されるのが嫌い」だと、ある企業のマネージャーが嘆いていました。大げさに全員の前でほめるというのは、極端に周囲の目を気にする今どきの若者にとっては、迷惑に感じられるのです。

　この背景には、明らかに SNS の影響があります。SNS によって、自分アピールができるようになった反面、アピールが強すぎると、その SNS で叩かれる。いわゆる炎上とかオンラインの誹謗中傷です。

　ほめるときには「すごいと大げさにほめる」より「○○がよくなっ

ているね」など具体的に、プチほめを重ねるほうが今どきの若者の
ニーズを満たす承認になります。

　今どきの若者のキャリア感は、社会貢献の意識が強いといわれていま
す。他者や社会の役に立つことが、自己存在を認める手段になるからです。
新人には、ほめるところはないと思うかもしれませんが、健康でいることや
遅刻せずに出勤できることなど、当たり前と思えるようなことも、しっかり
言葉にして伝え、承認のシャワーを降らせることが必要です。この「承認
されている」と感じることが、新人にとっては「自分も社会に貢献できて
いる」意識につながり、仕事へのモチベーションを高めるのに役立ちます。

> **ホメシカ先生からのポイントレクチャー**
> **今どきの若者の特徴と関わり方**

　　以下のような指導や関わり方により、Z世代は安定した学習
や仕事をとおして、成長し、自分自身を発揮することができます。

- **スムーズに指示が理解できるように事前に資料を渡すなど工夫する**：
  応用力が高く、効率を重視しているので、事前にまとめた資料を渡すな
  どすると、スムーズな学習が望めます。
- **承認やフィードバックを行う**：承認や安定を求める傾向があるため、承
  認やフィードバックを適切に行い、自信を高められるように導きましょう。
- **上下関係にこだわりすぎない**：フラットな人間関係を好みます。「私、先輩
  なんだけど」と思うような態度をとられても、カッとならないようにしましょう。
- **徐々に慣れてもらえるように長い目で見て支援する**：対面のコミュニ
  ケーションは苦手ですが、仕事柄コミュニケーション能力の向上が必要
  です。すぐできるようになるのは難しいかもしれませんが、徐々に「社
  会」に慣れてもらえるように援助しましょう。
- **個性を尊重する**：一人ひとりの違いを認め、個性を尊重しましょう。
- **居場所があると感じる関係性を構築する**：新人が「私、ここ（職場）に
  いてもいいんだ」と感じられるような関係性の構築に努めましょう。

文献
1）野津浩嗣. 教えてホメシカ先生 Z世代ナースの向き合い方講座. ナーシングビジ
　ネス. 17（10）, 2023, 78-80.

3 指導とは？

① 指導で大切なこととは？

　指導で大切なこととは何でしょう。これまで私は 30 年余り、部下や後輩を指導・育成してきました。たくさんの場面に立ち会い、自らも経験してきて言えることがたくさんあります（**表1-3**）。

1）いかに相手のことを知っているか

　最も大切なのは、上司・先輩がいかに部下・後輩のこと（育った環境や受けてきた教育、個性、経験など）を知っているのかということです。

表1-3 部下・後輩の指導や育成で大切なこと

- 部下・後輩をよく知り、部下・後輩の考えをまず聞く（部下・後輩の話を聞くからこそ、相手もこちらの話を聞いてくれる）。
- 部下・後輩と向き合って会話をする。
- 日ごろからコミュニケーションをとり、信頼関係をつくる。わかりやすく、受け取りやすいように伝える。
- 指導者自身が学ぼうとする態度で取り組み、ともに学びつつ成長する姿勢でいる。
- 部下・後輩の個性に合った指導を考える。意見や価値観を押しつけない。威圧的にならない。
- 声掛けのタイミングや場所に注意する。周りの環境を整える。
- できていることはほめる。期待していることを伝える。
- 進捗状況を確認し、評価する。目標を共有する。
- 具体的かつ考えさせる指導を心掛ける。
- 部下・後輩のなかから指導役を任命する。
- 間違いは注意する。
- 情熱をもつ。
- 責任をとる。

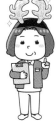

▶ **ホメシカ先生からのポイントレクチャー**
部下・後輩が育ってきた背景を知る

　ひと昔前であれば、組織に対する帰属意識が高く、その組織での考え方ややり方を伝えれば、師弟関係のように受け入れる部下や後輩が多かったはずです。しかし、価値観や働き方が多様化しているなかで、上司や先輩と同じ価値観や基準、能力をもっている部下・後輩はほぼいないため、従来の指導方法ではうまくいきません。部下・後輩が育ってきた背景を正しく知らずしてよい指導は成立しないので、まず相手をよく知ることから始めましょう。

2）指導の3ステップ

　指導は3ステップで行われます（**表1-4**）。

　これは誰が誰を指導するときであっても同じです。例えば、「実地指導者⇒新人ナース」「チームリーダー⇒後輩スタッフ」「看護部長⇒新任師長」など誰が対象でもこの3ステップは同じです。順番が変わることもなければ、飛び級もありません。

　3ステップで行われることがわかっていると、指導はずいぶん楽になるはずです。そして、指導で大切なのは、「指導対象者の現在

表1-4 成長段階・指導の3ステップ

指導対象者の成長段階		指導者の指導の種類
ステップ1	手順によって仕事を進める能力を養う。	●**覚える**：教える指導（ティーチング）
ステップ2	ミスをなくし、安全・確実に仕事を進める力を養う。	●**覚えたことをひとりで実践する**：考えさせる指導（コーチング）
ステップ3	工夫を加えて、仕事を進める力を養う。	●**患者様一人ひとりに合わせて実践する**：気づかせる指導（コーチング）

のステップを知ること」です。自分の指導対象者がどのステップに
いるかがわかると、コミュニケーションがとりやすくなります。

▶ **ホメシカ先生からのポイントレクチャー**
最初に経験するときに、いかによい経験をさせるか

　突然ですが、「0→1」「1→2」の差はいくつでしょう。数学的
な差は1ですが、これを指導において考えるとまったく異なります。「0→1」
は初めて経験するときを表していて、指導では最初の経験が非常に大切
であると考えます。そして、部下・後輩が初めて経験するときに、いかによ
い経験をさせるかが上司・先輩の役割です。2回目（1→2）は、初回に経験
したことをもとにすればよいので、初回ほどは慎重に指導しなくても大丈
夫です。

　a. 考えさせる指導と気づかせる指導を使い分ける

　表1-4 に示すとおり、指導対象者のレベルに応じて指導の種類が
変わります。この中で注意すべき点は、指導者が「考えさせる指導
（ステップ2）」と「気づかせる指導（ステップ3)」を明確に区別
して使い分けることです。

　現場では「考えさせる指導」と「気づかせる指導」が混在するこ
とがたびたび起こります。とくに新人ナースならば、指導がこの2
つを行ったり来たりすることで、混乱が起こります。

　ステップ2の「考えさせる指導」は、これまでに教えたことの
中に答えがある問い掛けを行います。具体的に例を挙げて見ていき
ましょう。

具体例 声掛けの質問

初めてひとりで点滴に行く新人ナースに、何と声を掛けますか？以下のような質問を考えてみてください。

「物品はそろっていますか？」

「どんな手順で行いますか？」

「これまで練習したなかで、最も大事なことは何でしたか？」

「患者様に何と声を掛けますか？」

「この点滴の効果は何ですか？」　　など

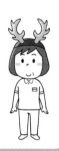

▶ **ホメシカ先生からのポイントレクチャー**
考えさせる指導で使う質問の内容

　「考えさせる指導」とは「教えたことの中に答えがある」質問をすることです。したがって、相手が答えられる質問をすべきです。YesかNoかで答えられる質問、もしくは「Which（患者様にとってどっちがいいですか？）」でもよいでしょう。「What（何）」を問う質問は、「考えさせる指導」に最も有効です。ステップ2ではWhat（何）の質問を多くしましょう。

　b．気づかせる指導での注意

　ステップ3の「気づかせる指導」では、どのように声掛けをするとよいでしょうか。まず、「工夫」に注目してください。「工夫」は、同じ病室で同じ疾患でも、患者様一人ひとりに合った看護を考えて実践するということです。

　工夫は「How」で、「どのようにしますか？」という問い掛けをします。Howで聞かれたら「教えられたこと＋現場で体験したことを加えて答える」ことになります。これはある程度経験がなければ答えられない質問です。Howを新人ナースに対して早い時期（4

月、5月）に使うと、質問の範囲が広すぎて答えられません。

新人指導におけるコミュニケーションの有効な幅は非常に狭いので、使ってOKな質問とNGな質問がはっきりしています。何が有効なのかを見極めて使うことが大切です。

c. どのステップに時間をかける必要があるのか

そして、3つのステップで最も大切なポイントは、ステップ2「考えさせる指導」に時間をかけることです。何度も同じ問い掛けを繰り返していきます。

いつも同じだと飽きるので、質問のバリエーションは増やしましょう。ステップ2に時間をかけて育成することで、ステップ3での成長が早くなり、インシデントを起こす確率も減ります。

> ▶ ホメシカ先生からのポイントレクチャー
> 指導は千回教えるつもりで関わる

上司・先輩の中には「何度同じことを教えればいいの！」とカリカリする人もいますが、教えている回数は平均5〜6回程度です。日本では何かを取得するのに「千日行」「千本ノック」など千という数字が目安になっています。ステップ2「考えさせる指導」では、千回教える気持ちで関わっていくと、その余裕ある心が効果的に働きます。考えさせる指導に時間をかけることで、基礎が確実にでき、ステップ3「気づかせる指導」に移ったときに工夫がしやすくなります。

② 新人ナースの指導者としての心構え

ここまであらゆる人に対する「指導」について見てきましたが、とくに新人ナースの指導に当たる人には心掛けてほしいことがあります。指導者の心構えによって、新人の育成は大きく左右されますので、ぜひ次の点を押さえてください。

1) エンパワーメントの促進

エンパワーメントとは、人々がもっている潜在的な力や能力を引き出し、活用できるようにすることを意味します。とくに、新人ナースに対しては、彼らがもっている成長や発展の余地を最大限に引き出し、主体的に考えて行動できるようにサポートすることが重要です。新人が自信をもって業務に取り組み、自らのアイデアや知識を積極的に生かすことで、より成果を挙げることができます。

2) コミュニケーション能力の向上

仕事をしていくうえでコミュニケーションは欠かせません。コミュニケーションが苦手な新人ナースもたくさんいます。まずは新人ナースが話し掛けやすい雰囲気をつくる、指導者のほうからたくさんコミュニケーションをとって新人ナースの状況や気持ちを理解するなど、指導者から働き掛けることで、新人ナースのコミュニケーション能力を向上させましょう。

3) フィードバックの提供

新人ナースには、自己評価を高め、成長する機会を与えることが重要です。そのためには、指導者が定期的にフィードバックを提供し、具体的な改善策を話し合うことで、成長が促されます。また、タイムリーなフィードバックを行うことで、成長や間違った行動の改善がいっそう促されます。

4) メンタルヘルスケアのサポート

ナースは職務上のストレスや精神的な負担が大きい職種です。しっかりケアできないと、休職や離職にもつながります。新人ナースのメンタルヘルスケアにも配慮し、ストレスや不安などに対して適切にサポートすることが必要です。

5) 自己研鑽とモチベーションの維持

新人ナースにとって近くにモデルとなる人がいてくれることは心

強く、励みになります。指導者がそうなれるように、自らの知識や技術を磨き続けましょう。成長し続ける指導者の姿が、新人ナースのモチベーションをアップさせるでしょう。

6）フェアである

指導者は、自分の立場やバイアスに左右されず、フェアな評価を行うことが大切です。新人ナースに対して公正であり、偏りのない評価を行うことが求められます。

7）話を聞く

新人ナースが安心して相談できる環境をつくり、必要に応じてサポートすることが大切です。そのためには新人ナースが抱える悩みや問題に対して、常に耳を傾け、共感を示しましょう。必要に応じ、解決策を提供するのもよいと思います。

8）ポジティブな雰囲気をつくる

新人ナースが働きやすく、やりがいを感じる職場環境を整えることで、モチベーションや仕事への取り組み方も変わってきます。彼らがポジティブに働けるような雰囲気づくりが大切です。

> ▶ ホメシカ先生からのポイントレクチャー
> 指導者は新人ナースに多大な影響を与える大きな存在
>
> 新人ナースにとって、職場での最初の指導者である皆さんの存在は、今後の看護師人生に多大な影響を与えると言っても過言ではありません。指導者は、常に自分自身の役割や責任を自覚し、部下が成長し、よりよい看護を提供できるように支援することが大切です。いろいろ大変ですが、指導者自身の成長にもつながる非常にやりがいのある役割です。ぜひ取り組んでみてください。

文献
1) 野津浩嗣. 教えてホメシカ先生 Z 世代ナースの向き合い方講座. ナーシングビジネス. 17（10），2023，78-80.

4 指導のあり方

① 指導とコーチング

　私は 20 代後半から後輩の指導や社内研修をやり始め、研修業界に転職して 30 年余りになります。これまでにさまざまな人材育成の手法や理論を学んできました。育成手法というぐらいですから、「こういう人には、こういうタイミングで、このように伝えればいい」「理論上その背景や心理はこのようなところから来ている」など、人が人を動かしていくうえで、さまざまなスキルやテクニックが数えきれないくらいあります。

　そんな中で、知識やスキル以上に、指導者のあり方に重点を置いているコーチング理論に出合いました。コーチング理論は、コーチのあり方を定義づけ、あり方の大切さを説いています。コーチのあり方こそが、指導者のあり方であり、指導のスタンスです。

> ▶ **ホメシカ先生からのポイントレクチャー**
> **知識やスキル以上に、指導者のあり方が重要**
>
> 　テクニックだけを駆使したコミュニケーションをとると、「自分を上手に動かそうとしている」「自分をのせて働かせようとしている」と、すぐに相手に見透かされてしまって逆効果です。

② コーチングとは？

　まず、コーチングという言葉の意味から考えていきましょう。コーチングはコーチという言葉から成り立っています。コーチには「馬車・バス」「家庭教師」「スポーツのコーチ」の３つの意味があります。これら３つの共通項として、「①目標・目的・ゴール」「②人対人」「③先導する・教える・導く・指導する」などが挙がります。そこから、コーチは「相手の目標達成のためのサポート役」という意味であることがわかります。

　コーチングを取り入れると、クライアント（相手）のモチベーションアップにつながります。そして、クライアントの目標達成の確率を高めることにも有効なのです。

> ▶ **ホメシカ先生からのポイントレクチャー**
> **組織マネジメントにおけるコーチング理論とは？**
>
> 　組織マネジメントにおけるコーチング理論は、いまから30～40年前にアメリカで確立されました。発想は簡単で、スポーツ選手にコーチをつけるとやる気が出てきて成績がアップすることから、「組織の中でリーダーがメンバーにコーチングをしたら、やる気が出てきて成績がアップするのではないか」という考えにより、マネジメントに生かすコーチング理論が誕生しました。

③ コーチングの哲学

　コーチングにおいて、最も重要なことは哲学です。

　コーチングは「相手を成功させたり、目標を達成させたりすることができる」と聞いたら、誰もがその方法やスキルを知りたいと思

うのは当然のことかもしれません。しかし、そんな方法やスキルが機能するためには、まず哲学が必要なのです。つまり、地面の下の根に当たる部分で、コーチがどのような哲学（あり方）でコーチングを行うのかがとても大切になります。

▶ ホメシカ先生からのポイントレクチャー
コーチングを行う相手に対する関わり方への注意

コーチングの哲学とは、コーチングをするときにクライアント（相手）に対して「どういう考え方、立場、あり方で関わるのか」ということを示しています。コーチとクライアントが上司と部下、親子などの立場を超えた「対等な関係」であるととらえなければコーチングはうまく機能しませんし、成立もしないのです。

これから、コーチングの3つの哲学について説明します（表1-5）。コーチングをする人をコーチ、コーチングを受ける人をクライアントといいます。ここから先、コーチは「上司・先輩・指導者」、クライアントは「部下・後輩・新人ナース」などに置き換えて読むとわかりやすいと思います。

表1-5 コーチングの3つの哲学

①答え、能力はその人自身にすでに備わっている。
②その人に気づきを引き起こす。
③その人の主体的な取り組みをサポートする。

1）答え、能力はその人自身にすでに備わっている

コーチングのひとつ目の哲学は「答え、能力はその人自身にすでに備わっている」です。これは、その人の目標達成のために必要な答えや能力はすべてその人の中にあるという考え方です。

コーチングでは、人は誰でもそれぞれにすばらしさがあり、無限

の可能性を備えていると考えます。私たちがいま発揮している以上の能力や可能性をもともともっているということを前提とした概念です。最大の能力や可能性を引き出すには、コーチが「クライアントの中に無限の可能性がある」と信じなければなりません。

a. X理論とY理論

マネジメントは、1950〜60年代に大きく考え方が変わりました。その時代を代表するひとりが、アメリカの社会心理学者、経営学者であるダグラス・マグレガーです。マグレガーは、人間の中にある2つの対立的な考え方を「古い人間観や管理のX理論」と「現代社会にふさわしい人間観や管理のY理論」と位置づけました。マクレガーのX理論とY理論以降、部下を「できる人である」「人は無限の可能性をもっている」ととらえ、一人ひとりの強みを生かして関わるという流れに変わりました。

具体例 X理論とその具体例

- ●**X理論**：人は仕事嫌いで、見張っていないと怠ける、サボるので、強制や命令で管理するという考え方です。
- ●**具体例1**：平均的人間は生まれつき仕事が嫌いであり、できることなら仕事はしたくないと思っている。
- ●**具体例2**：仕事嫌いな人間は強制や統制、命令や処罰といった恐れがなければ、目標を達成するために十分な力を発揮しない。

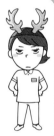

具体例 Y理論とその具体例

- ●**Y理論**：問題解決のための比較的高度な想像力や創意工夫の能力は多くの人々に備わっているものであり、一部の人だけのものではない、一人ひとりにやる気があり、自主性や創意工夫、問題解決の能力は備わっているので、動機づけさえすれば、すばらしい成果を挙げることができるという考え方です。
- ●**具体例1**：人間は本来、積極的に働きたがる生き物で、自己実現のために自ら行動し、進んで問題解決をする。
- ●**具体例2**：適切に動機づけられれば自主性を発揮し、仕事に創意工夫ができる。

上司・先輩は部下・後輩のできていることから関わり、一人ひとりが強みを生かせるように導いてほしいものです。

　b.　本当の意味でクライアントを信頼する

　コーチングは「クライアントの中に無限の可能性がある」というY理論に基づいています。理屈ではなく、「信じるか、信じないか」というものの見方の問題です。つまり、クライアントのよさや可能性を信じない人には、その人のミスや欠点しか見えません。いかにクライアントの能力や可能性を信じるかによって、コミュニケーションのとり方や関わり方が違ってきます。

　では、「本当の意味でクライアントを信頼する」というのはどういうことなのでしょうか。それは結果がどうであれ、クライアントが無限の可能性をもっていると常に信じるということです。つまり、真の信頼とは「クライアントの成長を信じて待つ」ということなのかもしれません。

　c.　答えは自分から生み出すことに意味がある

　もう一度「答え、能力はその人自身にすでに備わっている」について考えてみましょう。「答えはクライアントの中にある」といっても、その答えをクライアントが知っているわけではありません。多くの場合、その答えはクライアントの中に「眠っている」のです。なぜ「眠っている」のかというと、多くの人が「答えは自分の中にある」ということ自体信じていないからです。

　現代社会に生きている多くの人は、誰か目上の人（親、先生、上司、リーダーといった立場の人やZ世代であればネットの中の誰か）が答えをもっていると、常に教えられてきました。

　答えがクライアントの中にある以上、それを周りの人が与えることはできません。周りができることは、クライアントの中にある答えを「引き出す」ことだけです。

　「答えは誰かほかの人がもっている」と考えていると、考え方や行動の仕方は依存的になります。逆に「答えは自分の中にある」と信じていれば考え方や行動は自立的になります。言い換えれば、答えは外から与えられるのでは意味がなく、自分から生み出さなければ、その人の身につかないということです。

　「この人は成長意欲が高く、能力が高いな」と見ているのか、「この人はできていないことが多く、能力が足りていないな」と見ているのかで大きく変わってきます。クライアント自身が強みを伸ばしていけるように導こうという姿勢で関わってください。

2）その人に気づきを引き起こす

　2つ目の哲学は、「その人に気づきを引き起こす」です。コーチがすべきことは、「クライアントの中に眠っている答えや能力」をクライアント自身が見つけられるようにすることです。

　では、どうやってクライアントの中にある答えを引き出すのか。それにはクライアントに対して問い掛けて、気づきを与え続けることが大切です。コーチングとはその人に気づきを引き起こし、最終的には自らやりたくなるような取り組みをサポートすることです。クライアントが「答えはこれだ！」と自分で気づくように促すことが、コーチの最大の役割でもあります。

　人間の顕在意識と潜在意識の比率は1：9だといわれていて、
人間の意識は通常、外（自分以外の人間の言動や物事のこと）を向いてい
ます。しかし、意識が外にばかり向いていると、自分の中にある答えを見つ
け出すことはできません。したがってコーチは、普段外にばかり向いてい
るその人の意識を内に向けさせ、自分の中にある答えを見つけられるよう
にサポートする必要があります。具体的には、クライアントが自分では気
づいていない部分に有効な「問い掛け」をすることで、潜在意識の中にあ
る答えや能力を引き出していくのです。姿を見るのに鏡が必要なように、
潜在意識を映す鏡となるものが問い掛けです。

　一方的に「これはこうだろう」「こうしなさい」と指示・命令形
の指導をするのではなく、「これはどう思う？」「これに関してはどう考えて
る？」など、考えさせるコミュニケーションをとりましょう。あくまでも自分
で気づかせるための問い掛けをすることが大切であり、有効なのです。

3）その人の主体的な取り組みをサポートする

　3つ目の哲学は「その人の主体的な取り組みをサポートする」で
す。誰しも人から「ああしろ、こうしろ」と言われるよりも、自分
で「こうしたい、これをやったらいいかもしれない」と気づくほう
が、行動を起こす確率は高く、自分自身の目標を定めることができ
ます。また、気づきが深ければ深いほど、主体的に行動を起こすこ
とができます。

クライアントの行動を変えたり促進したりできるのは、クライアントの中に起こる「動こうという意志」だけです。その「動こうという意志」を起こさせる、深い気づきを与えるのがコーチなのです。

　コーチングはひと言で言うと「相手に考えさせる、気づかせるというアプローチ」です。指示命令が多いと、うまくいかないときに「やらされ感」が出てきます。気づきは、答えと同時に「自己決定感」を引き出します。つまり、いかに「本人に決定させるような流れをつくることができるか」が大切です。

新ホメシカ理論の基礎知識

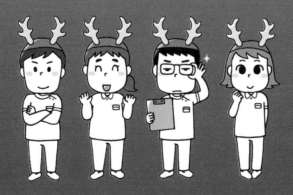

1 ホメシカ理論の基礎知識

① ホメシカ理論

　私が30年あまり研修事業に携わってきた間に、実にさまざまな指導や人材育成に関する理論や手法に出合いました。それらには、はやり廃^{すた}りがあり、最近ではすっかり聞かなくなったものもあります。一方、いつの時代にも残っているものがあります。そのひとつが「ほめる」と「叱る」です。そして、いつの時代も指導的立場にいる多くの人を悩ましているのも、「ほめる」と「叱る」なのです。

1）ほめると叱るは指導の両輪

　ほめると叱るは、性質は真逆かもしれませんが、人がうまく事を進めていくため、成長するための両輪だといえます。部下・後輩を成長させるには、ほめると叱るの2つの指導スキルが必要です。ほめるだけでも、叱るだけでもどちらか一方に偏りがあってはうまく作用しません。

2）返報性の法則

　実はこのほめると叱るには「返報性の法則（原理)」があります（**図2-1**)。返報性というのは、人間は人から何かよいことをしてもらうと、その人にお返ししたくなる気持ちがわくことです。施しを受けるとその人に恩返しをしたくなるという心理が多くの人にはあります。

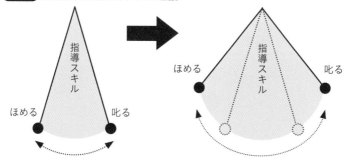

図2-1 返報性の法則とホメシカ理論[1)]

指導スキル
ほめる　叱る

指導スキル
ほめる　叱る

▶ **ホメシカ先生からのポイントレクチャー**
ほめると叱るは振り子の関係

　ほめると叱るは、振り子にたとえると非常にわかりやすいです（**図2-1**）。振り子は左右同じ振れ幅にしか動かず、どちらか一方に偏ることはありません。ほめると叱るにも同じことがいえます。たくさんほめる人は、たくさん叱ってもよい結果が得られます（**図2-2**）。普段あまりほめない人が叱ってもあまり効果はありません。

　この返報性が、ほめると叱るにも働いています。自分のことを「ほめて・認めて・気に掛けてくれる人」が叱ると、「きっと私にとって大切なことを伝えてくれている」と感じます。たくさんほめる人から叱られた場合、素直に受け取りやすいのです。この返報性をほめると叱るに応用し、指導スキル全体を高めていく方法が、私の提唱している「ホメシカ理論」です。

　ホメシカ理論を活用し、効果的なほめ方と叱り方を身につければ、無理に説得することなく、自分の意見も聞き入れてもらいやすくなります（**図2-2**）。その結果、仕事や人間関係がスムーズにいき、成果につながるプラスのスパイラルを生み出します。

第2章

1 ホメシカ理論の基礎知識

51

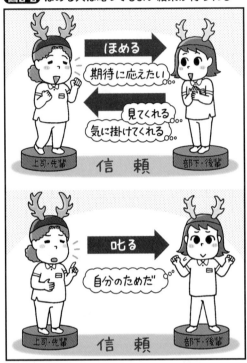

図2-2 ほめる人は叱ってもよい結果が得られる[2]

▶ **ホメシカ先生からのポイントレクチャー**
  返報性のわかりやすい例

　例えば、バレンタインデーにチョコレートをもらったら、それが義理チョコであってもホワイトデーにお返しをしますよね。TikTokやInstagramで「いいね」を押してくれたり、コメントを書いてくれたりする人の投稿には、自分も「いいね」をつけたり、コメントを書いたりしようという気持ちになるのではないでしょうか。この返報性が、ほめると叱るにも働いています。たくさんほめる人の叱るは、反発が少なく受け取りやすいのです。

　なお、今回の改訂版では、ホメシカ理論に加えてＺ世代の指導に不可欠な「伝え方」にも触れています。ほめ方・叱り方と一緒に

身につけて、よりよい成果につなげてください。

3) ホメシカ理論が機能する前提

ホメシカ理論では、次の点を大切にしています（**表2-1**）。

また、ホメシカ理論はチームビルディングにも役立ちます。職場環境の改善やスタッフのモチベーションアップにつながります。

相手のよい点を見つけ、ほめることは、その人自身のモチベーションやパフォーマンスの向上に影響するだけでなく、チーム全体の士気を高め、メンバー間の信頼関係の構築につながります。叱ることも同様で、チーム全体での問題解決や職場環境の改善につながります。

組織全体でホメシカ理論を活用し、ポジティブな姿勢で、相手を理解して関わることで、協調性や信頼関係のある組織を形成することができます。

表2-1 ホメシカ理論を活用するための大切なポイント

相手の立場や気持ちを理解する	●ホメシカ理論の前提として、相手の立場や気持ちを理解することが重要です。相手が何を求めているのか、何に悩んでいるのかを理解し、共感することで、相手との信頼関係を構築していきます。 ●相手との関係性ができていないところに、ほめたり叱ったりしても効果はありません。「あの人から言われたって……」で、終わりです。ホメシカ理論も、コミュニケーションが前提で成り立っているので、まずは相手の立場や気持ちを理解し、関係性を構築することから始めましょう。
適切なほめ言葉を掛ける	●相手のよい行動や取り組みを見つけ、それをほめることで、相手の自尊心を高め、自信をもたせることができます。ただし、適切なタイミングで行うことが大切であり、相手の性格や立場に合ったほめ言葉を使いましょう。
適切な叱り方をする	●相手が改善すべき点や問題点を明確に指摘することで、相手に必要な改善点を伝えることができます。ただし、相手の立場や気持ちを理解し、共感することが重要であり、指摘の仕方や言葉づかいにも注意が必要です。 ●ほめる、叱るは一度だけでは効果が表れにくいため、定期的に行うことが大切です。
常にポジティブな姿勢で接する	●相手に対して常にポジティブな姿勢で接することが大切です。前向きな言葉を掛け、明るい雰囲気をつくることで、相手が心を開いてくれます。また、ポジティブな姿勢で接することで、自分自身のストレスも減少し、より良好な人間関係を築くことができます。

② コミュニケーションは話を聞くことから

コミュニケーションの目的は、意見や情報を交換することです。交換ですから、自分の意見や情報を言うだけでは、コミュニケーションが成立しているとはいえません。聞き手が話を聞いてくれて、初めてコミュニケーションが成立します。相手の話を聞くということは、相手を尊重していることの表れであり、相手の意見や気持ちを理解しようとする行為です。

相手の話を聞くことで、相手が何を言おうとしているか、何を感じているか、何が大切なのかを理解することができます。これによって、自分の考えや意見をより理解しやすいように伝えたり、相手と共感したり、意見を尊重し合えるようになります。また、相手が自分の話を聞いてくれたと感じたときに、信頼関係が深まり、よりよいコミュニケーションが生まれます。コミュニケーションにおいて相手の話を聞くことはとても大切で、相手を理解し、共感するために欠かせないスキルです。聞くことは、心理的安全性（p.56 参照）を高めることにつながります。

相手の話を聞くことには、こんなメリットがあります。

1）相手を理解できるようになり信頼関係が深まる

相手が何を言おうとしているのかを理解できるようになると、信頼関係が深まります。相手が何を求めているのか、何がうれしいのか、何が悲しいのか、何が不安なのかを理解することができます。そして、相手の興味・関心を知ることができます。

相手が話したいと思っていることに興味をもち、共感することができれば、より深いコミュニケーションにつながります。相手への理解が深まり、しっかりした信頼関係を築くことができます。

2）相手の感情に寄り添うことができる

聞くことで相手の気持ちもわかるようになります。そのために、相手が喜んでいるときには、一緒に喜んだり、祝福したりします。

また、相手が悲しんでいるときには、寄り添い、励ます言葉を掛けたり、慰めたりすることもできます。

3) 相手とのコミュニケーションがスムーズになる

相手の考え方や相手に伝わりやすい言葉や話し方、相手が何を求めているのか、何を望んでいるのかがわかります。これによって、相手に合わせた言葉づかいや、相手の関心に合わせた話題を選択できるようになり、相手とのコミュニケーションがスムーズになります。

4) 自分自身の考えを整理することができる

相手が話している途中で、自分自身がその話に対してどう感じているのか、自分がどう思っているのかを整理することができるため、相手に対してより適切な返答をすることができます。

5) 問題解決の手がかりを得ることができる

相手が問題を抱えている場合、その原因や解決策を会話の中から探すことができ、適切なアドバイスや支援をすることができます。

以上のように、相手の話を聞くことには多くのメリットがあります。相手への尊重を示すとともに、相手との信頼関係を深めるための、よりよいコミュニケーションをとるために、相手の話をしっかりと聞くことが大切です。

上司や先輩にはコミュニケーション能力の高さが求められます。自分が相手の話をどれぐらい聞けるのか、そして相手がどれだけ話しやすいと感じているのかが重要です。ときには、愚痴や文句を聞くこともメンタルケアとして大切です。部下や後輩との関係性をつくる第一歩は聞くことからです。

文献
1) 野津浩嗣. 教えて！ホメシカ先生今どきのナースのほめ方・しかり方. メディカ出版, 2018, 41.
2) 野津浩嗣. 教えてホメシカ先生Z世代ナースの向き合い方講座. ナーシングビジネス. 17 (11), 2023, 78-81.

2 心理的安全性

心理的安全性とは

　「心理的安全性」という用語は、アメリカの心理学者であるエイミー・エドモンドソンによって提唱されました。心理的安全性とは、自分の意見や感情を自由に表現でき、その行動に対して責められたり、攻撃されたりすることがない状態を指します。

　メンバー同士では「このチームでは、メンバーの発言や指摘によって人間関係の悪化を招くことがない」という安心感が共有されていることも重要なポイントです。つまり、話すことや行動することに不安を感じない状態のことをいいます。

　職場の心理的安全性が高い場合、個人が自分の意見や感情を自由に表現することができます。聞いてもらえると信じることができ、思いついたアイデアや考えを率直に発言することができます。反対に、心理的安全性が低い場合、自分の意見や感情を隠す傾向があります。そして、問題解決のための意見や提案が出されず、組織やグループの成長が停滞してしまいます。

　心理的安全性を組織内で実証実験したのが Google 社です。Google 社の内部調査によると、心理的安全性が高い環境で働くチームは、離職率も低く、生産性が高い傾向にあることがわかりました。また、チームメンバーが発案した多様なアイデアをうまく活用し、収益を上げ、評価される機会が 2 倍多いということも判明しました。

1) 心理的安全性が低いと増す不安

　職場の心理的安全性が低いと不安が増していきます（**表2-2**）。

表2-2 心理的安全性が低い職場で感じやすい不安

無知だと思われる不安	「こんな基本的なこともわからないの？」と責められそうで、わからないところを相談できない。
無能だと思われる不安	「○○さんは仕事ができない」「こんな初歩的なこともできない」と自分はダメだと思われると嫌なので、目立たないように、できる仕事だけこなそうとする。
邪魔をしていると思われる不安	「自分の言動がミーティングの邪魔をしているんじゃないか」「自分の行動が業務の進行を妨げている」と不安になり、発言を控えるようになる。
ネガティブだと思われる不安	「あの人はいつも他人を批判している」「マイナスなことしか言わない人」と思われるのではないかと心配になり、何も話せなくなる。

　このように心理的安全性が低い職場では、不安でいっぱいになり、心が萎縮した状態で業務に当たることが多いため、自然とミスやインシデントが多くなります。そして、上司や先輩に報告や相談もしづらい環境ですから、問題解決のための意見や指導、提案がなされず、医療ミスにつながるおそれが高まります。心理的安全性が低い職場は、職場にいるだけでストレスが多く、離職率はもちろん高くなります。「光の速さで辞める」といわれる今どきの若者ですから、あっという間にいなくなってしまうでしょう。

2）心理的安全性が高い職場

　心理的安全性が高いと「自分のことを受け止めてもらえる」と信じることができます（**表2-3**）。メンバーが自分の意見、アイデア、考えなどを率直に発言することができます。そして、それぞれが自分自身が取り組むべき課題を認識していて、お互いに何を改善すべきかを指摘し合いながら、改善に向けて取り組んでいくことができます。

3）上司・先輩が心掛けたいこと

　職場の心理的安全性を高めるために、上司や先輩の皆さんは**表2-4**のことに気をつけて部下や後輩と関わってください。

表2-3 心理的安全性が高い職場のメリット

- ポジティブな発言が多く、相互に信頼した人間関係が築ける。
- わからないことを堂々と質問でき、弱みや課題も認め合える。
- 上司や先輩の反応を気にせずにミスを報告できる。
- 報連相（報告・連絡・相談）が速くなる、質が上がる。
- 互いに感謝し、サポートし合える関係性がはぐくまれる。
- 同僚の冷やかしを心配せず、新しいアイデアを提案できる。
- 同じ言動でも「ハラスメント」ではなく、「励まし」として受け止められる。

表2-4 心理的安全性を高めるために必要な関わり方

- よく聞くことで、相手を尊重していることを示すことができる。
- オープンで気軽なコミュニケーションをする。
- 叱るよりも改善につながるフィードバックを心掛ける。
- 部下・後輩の努力に対して感謝の言葉を伝える。
- 意思決定の過程に参画してもらう。
- 異なる意見を発言してもらう。
- 自分のミスを言い訳しない、間違いを認める。
- 信頼関係を築く。

　心理的安全性を確保することは、個人や組織のパフォーマンスを向上させるためにとても大切です。心理的安全性を高め、誰もが働きやすい環境にしていきましょう。

▶ ホメシカ先生からのポイントレクチャー
心理的安全性と新人ナース

　指導者と新人ナースにも、心理的安全性が必要です。新人ナースにはわからないこと、できないことがたくさんあります。指導者にわからないことはわからないと言える、ミスも報告できる、求められる問いに対して安心して答えることができる、相談しやすいなど、話すことが怖くなくて、ストレスなく行動できるようにしてあげましょう。もちろん看護という仕事の特性上、患者様の命や健康に携わるので、失敗は許されるものではありませんが、過緊張のなかでは失敗する確率も上がってしまいます。できるだけ短時間で、心理的安全性の高い信頼関係を構築しましょう。一般的には、心理的安全性が高い職場はポジティブな会話が多く、低い職場はネガティブな会話が多いといわれています。あなたの職場はどちらの会話が多いでしょうか。そこから分析してみましょう。

3 ほめる

① ほめられ慣れている現代の子どもたち

1） 今どきの若者はほめられてこそ力を発揮する

　ゆとり教育世代以降は、基本的に「叱る・怒る」よりも「ほめる・認める」のアプローチのほうが多くなっています。したがって、ゆとり世代以降の人は、自分がほめられるのも好きですが、ほめ言葉やほめる効果をよく知っていて、ほめるのがとても上手です。逆にほめられずに育った上司の人たちは、ほめ言葉も知らないし、ほめるタイミングも上手ではありません。

　第1章で触れたように、今どきの若者は承認欲求が高いので、ほめることは彼らと一緒に仕事をしていくうえで欠かせません。「質より量」です。小さなことでもいいので、たくさんほめてあげましょう。加えてZ世代は、社会的な貢献や自己実現を追求する傾向があるため、自分が所属する組織が社会的に意義のある存在であることを重視します。彼らに対して適切なほめ言葉を掛けることで、よい職場で仕事をしているという、組織のイメージ向上につながります。指導には「いまの若者たちはほめられてこそ力を発揮する世代なのだ」ということを忘れてはなりません。

2） ほめるメリット

　では、なぜほめるといいんでしょうか。ほめることには、表2-5 のような多くのメリットがあります。人間は、認められることや自分が価値ある存在であると感じることで、幸福感や満足感を得ることができます。

表2-5 ほめることによるメリット

モチベーションの向上	● ほめることで、相手の自信や意欲が高まります。 ● 仕事や学習での成果や努力が認められることで、やる気を引き出し、自発的な行動が促され、目標達成への意欲を高めることができます。
コミュニケーションの改善	● ほめ言葉は、相手とのコミュニケーションを改善することができます。 ● 相手のよい点や成果を認めることで、相手との信頼関係や好感度が高まり、円滑なコミュニケーションに変わります。
ストレスの軽減	● 仕事やプライベートなどでのストレスがたまると、やる気や集中力が低下し、パフォーマンスが低下することがあります。しかし、ほめ言葉を掛けることで、ストレスを軽減することができます。 ● 相手のよい点や成果を認めることで、相手が達成感を感じ、ストレスを和らげることができます。
チームワークの促進	● お互いにほめ合う文化は、チーム全体のモチベーションや協調性を高めることができます。 ● メンバーのよい点や成果を認めることで、メンバー同士が自信をもち、良好な関係を築くことができます。

　ほめ言葉を掛けられると、自分の努力や成果が認められていると感じ、自己肯定感が高まります。ほめられることは誰にとってもうれしいことであり、人間の心理的なニーズにも合致しているため、心理的にもポジティブな影響を与えます。

▶ **ホメシカ先生からのポイントレクチャー**
Z世代の多くが「ほめられるほうが伸びるタイプ」と思っている

　Z世代の若者は、小さい時からほめられ慣れていて、約75％が自分はほめられるほうが伸びると考えています。社会に出たらなぜほめられないんだろうというのもリアリティショックのひとつです。

② 3つのほめどころ

　ほめるは「結果承認」「事実承認」「存在承認」の3つがあります（ 図2-3 ）。簡単にいうと、私たちはほめる場所を3カ所もっています。ほめるところが3つあるということです。

　「目標達成」を例に考えていきましょう。私たちの日常には、たくさんの目標があり、目標には必ずスタートとゴールがあります。そして当初設定していた目標のゴール（数値や基準）に到達したときに、その結果やでき栄えをほめます。結果をほめることを「結果承認」といい、「目標達成おめでとう」「合格おめでとう」「すばらしい結果（数字）でした」などが結果承認に当てはまります。

　そして2つ目は、「事実承認」です。これは成長や変化などのプロセスが該当します。「○○が早くなりましたね」「○○ができるよ

図2-3 結果承認・事実承認・存在承認

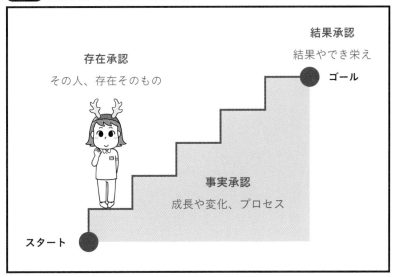

うになったんですね」「〇〇がわかるようになりましたね」など、プロセスに触れるのが「事実承認」です。

　3つ目は、その人の存在そのものをほめる「存在承認」です。「あなたのおかげで助かっています」「あなたの強みは……」「いつも患者様の情報をたくさんもっていますね」。存在承認はその人そのものが、承認の対象となります。

　このようにほめる場所は「①結果そのもの」「②そこに至るまでのプロセス」「③その人の存在」の3つあります。

1）「ほめる」の食い違い

　では、上司・先輩がしている承認はどれが多いのか、そして部下・後輩にとっては、どの承認がうれしいのかについて考えてみましょう。

　上司・先輩側に立つと、教えたことができるようになってもらわないと困る、指導したことを理解してもらう必要があるなどと考えます。

　上司・先輩は、立場や役割的にどうしても結果に着目してしまい、結果承認が多くなります。しかし、部下・後輩側に立つと、いまがんばっていることや、昨日までできなかったことが今日できたこと、誰かの役に立ったことなどを承認してほしいと思っています。

　上司・先輩から見たら小さなことかもしれませんが、部下・後輩にとっては大きな喜びとなることがあります。ましてや新人ナースにとっては、何かができたことは自分の成長と感じられ、自己肯定感が上がります。自分でもまだまだ戦力になれていないと思っていますが、たとえ小さな成長であっても、新人ナースにはとてもうれしいものです。部下・後輩は結果承認よりも、事実承認や存在承認を求めています。

　事実承認、存在承認を続けると、新人ナースには「私のことを見

てくれている」「気に掛けてくれる上司・先輩がいる」と思え、心理的安全性が高まり、安心して仕事ができるようになります。

2）よいコミュニケーションの要素「質と量（回数）」

よいコミュニケーションの要素は「質と量」の2つです。質と量に順番があるとすれば、ある程度の量がない限り、質には転換できないので、量が先です。

人間には防衛本能があり、「そう簡単にあなたのことは信じませんよ」という警戒心が誰しもあります。ある程度のコミュニケーションの量を経て、やっと「この人は安心だ」と思うことができ、距離が縮まります。距離が縮まらない限り質には転換できません。したがって、距離を縮めることができ、声掛けの量を増やせる事実承認、存在承認から始めましょう。

具体例 事実承認と存在承認の具体例

● 具体例（事実承認）
「患者様とコミュニケーションがとれるようになりましたね」
「申し送りができるようになりましたね」
「検査出しができるようになりましたね」
「目標の半分まで到達しましたね」

● 具体例（存在承認）
「あなたの強みは仕事が正確なところです」
「あなたのいいところは〇〇です」
「あなたがいると雰囲気がよくなります」
「依頼したことをやってくれてるんですね」
「できると思うから次は〇〇を任せますね」

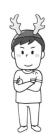

③Iと You、2つのメッセージ

アメリカの心理学者のトマス・ゴードンは、コミュニケーション理論の一部としてIメッセージを開発しました。

> ▶ **ホメシカ先生からのポイントレクチャー**
> **相手を傷つけずに自分の気持ちを伝える「Iメッセージ」**
>
> Iメッセージは、相手に対して攻撃的な印象を与えず、相手を傷つけることなく自分の気持ちを伝えることができるため、コミュニケーションにおいて非常に有効な手法とされています。

ほめる場面にも適しています。現在では、カウンセリングやコーチングなどの分野で広く用いられるなど、さまざまな場面で活用されています。

Iメッセージに対して、You メッセージというものもあります。Iメッセージの効果を理解するうえで You メッセージについても知っておきたいので、これからこの2つを紹介します。

では、簡単なワークをしてみましょう。

> **ワーク** YouメッセージとIメッセージを用いたワーク
>
> あなたが日ごろよく使っているほめ言葉を10個以上書き出してみてください。仕事上の事柄で出てこなければプライベートに関することでもかまいません。例えば、「すばらしいね」や「うれしい」など、あなた自身が使っているほめ言葉をできるだけ多く書き出してください。書き出せたら、それを「Youメッセージ」と「Iメッセージ」に分類してみましょう（**図2-4**）。

図2-4 YouメッセージとIメッセージの特徴[1]

- ● **You**メッセージ
  - あなたは [   ] です。
  - **7割**　　　　　残存性 **低**　　　過度に使用 ➡ 抵抗感 **高**
- ● **I**メッセージ
  - 私は [   ] です。
  - 相手からの影響　　　残存性 **高**　　　抵抗感 **低**
  - （行動・存在）
  - 　　　　　　　　　共感が生まれる

　Youメッセージは「あなたは○○です」という表現方法で、Iメッセージは「私は○○です」という表現方法です。例えば、「すばらしい」という言葉を伝える側の意図で考えると、「あなたはすばらしいです」という意味です。したがって、「すばらしい」はYouメッセージに分類されます。一方で、「うれしい」は「私はうれしいです」になるのでIメッセージに分類されます。

> ▶ **ホメシカ先生からのポイントレクチャー**
> **YouメッセージとIメッセージの基本フレーズ** 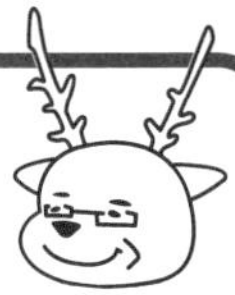
>
> 　よく用いられる基本フレーズを紹介します。あなたが書き出したのはどちらのメッセージが多かったでしょうか。
> - ● **具体例（You**メッセージ**）**…あなたは [   ] です。
>   すばらしい、すごい、かっこいい、すてき、最高　など
> - ● **具体例（I**メッセージ**）**…私は [   ] です。
>   うれしい、助かる、安心、期待している、頼りになる　など

　私たちが日常で使っているほめ言葉の7割は、Youメッセージだといわれています。「すごい」「いいね」「やったね」「早い」「かわいい」「すてき」「最高」などもすべてYouメッセージに分類さ

れるので、単純に使いやすいというのがいちばんの理由でしょう。

　Youメッセージには「相手の記憶や感情に残りにくい」という弱点があり、相手に伝わっていないことも多いのです。言われた瞬間はうれしいけれど、数分後には忘れてしまい、一瞬しか効果がありません。さらに、Youメッセージばかり使ってほめていると「メッセージを素直に受け取りにくくなる」というデメリットが出てきます。

　さらにもうひとつ。誰かがあなたのことを「あなたってすばらしいですね。最高です！」「あなたってかっこいいですね」と何度もほめ続けます。最初はたくさんほめられてうれしい気持ちになるかもしれませんが、だんだん「なんだか怪しい、こんなにほめられるなんて、何かあるのか」「上手にほめて私を乗せようとしているのでは……」と抵抗を感じやすくなります（中には抵抗なく、たくさんほめられるだけうれしい人もいます）。

　Iメッセージは「うれしい」「ありがとう」「感動した」「助かった」などの表現が多く使われます。これは「相手から影響を受けたこと（相手のとった行動やその人自身から受けた肯定的な影響）」を表しています。「相手が何かしてくれたから私はうれしい」「相手が何かしてくれたから私は助かった」という相手のとった行動に対して使っているメッセージです。

　「頼りにしています」「期待しています」「任せるね」など、その人の存在に対して伝える（その人のことを認める）メッセージもあります。

　Iメッセージは抵抗感が少なく、受け取りやすいです。また、Youメッセージに比べ、記憶や感情に残りやすいという特徴もあ

りします。さらに、Iメッセージを使うと、共感を生みます。

　上司や先輩から「いつも一生懸命やってくれるので、私はとても頼りにしています」と言われたら、「そんなふうに思ってくれているなら、もっとがんばろう」という共感が生まれるので、期待にこたえようといっそう意欲的に仕事に取り組んでくれるでしょう。このように、ほめてくれた人に対しての共感が高まるので、Iメッセージの効果は大きいのです。

▶ **ホメシカ先生からのポイントレクチャー**
事実承認・存在承認とIメッセージを組み合わせる

　事実承認や存在承認とIメッセージは相性がいいので、組み合わせて積極的に活用しましょう。ぜひ使ってみてください。

- **具体例**…報告がわかりやすくなったので、
事実承認

私も仕事がやりやすいです。
Iメッセージ

- **具体例**…あなたの仕事はいつも正確なので、
存在承認

安心して仕事を頼めます。
Iメッセージ

④ 人を介してほめれば効果は絶大

　中には「いい結果が出ないとほめないぞ」という上司や先輩がいます。また、ほめられても「その程度のことでほめられても」と素直に受け取れない部下や後輩もいます。それは自分自身にも「これができないと休んじゃいけない」「結果が出せなければ給与をもらう資格はない」など高いハードルを課しているからだと思います。

ある程度、いい結果が出たときでないと、喜べなくなってしまっているのです。第4章の行動特性診断（BPA）のディレクション型の人はこれに当たります（p.127参照）。

　しかし、そんな人たちでもほめやすく、またほめられても素直に受け取れる効果絶大なほめる場面があります。それは上司と部下、指導者と新人ナースという直接の上下関係ではなく、「第三者からほめられたとき」です。ぜひ取り入れてください。

　例えば、このような場面です。患者様がその場にいない新人ナースのことを「○○さんには、本当に親身になって話を聞いてもらった。ありがとうと伝えてほしい」とあなたに思いを託してくれました。これは大チャンスです。

　日ごろほめる基準が高い人でも、この事実を伝えるだけでいいのです。それについてあなたがどう思ったのかは伝える必要はありません。事実を伝えるだけなら、すぐに実践できます。そして、第三者からのほめ言葉を本人だけに伝えるのではなく、終礼や申し送りの際にみんなにも話しましょう。「○○さんのことを患者様がこんなふうに喜んでくださっていたよ」と、みんなの前で伝えます。

　特別にほめる必要はありません。事実を伝えるだけで、伝えられた側は「ほめられた」と受け取ってくれます。ほかのメンバーにとっても、どういう対応が患者様に喜ばれるのかを学べる場になります。

　また、ほめられても素直に受け取れない人に対しても、同様のやり方で伝えてみましょう。事実を伝えられただけです。ほめられたとは思っていませんので、素直に聞いてくれます。

　日ごろからよくほめている人なら、さらに、「○○さんがほめられて、私も本当にうれしかった」とIメッセージも添えてみましょう。患者様の言葉をとおして、また、病院の仲間の理解をとおして、その人の存在を承認することになります。

> ▶ ホメシカ先生からのポイントレクチャー
> 人を介してほめる

ほめるテクニックのひとつとして、「人を介する」のは効果的です。しかしあまりできていません。第三者が話したことは事実なので、変に加工せず、本人やメンバーに伝えましょう。ほめる文化が育つことにつながります。

● **具体例**…師長が「○○さんは最近積極的に勉強しているね」と後輩のことをリーダーであるあなたに言ったとします。ほめることにハードルが高い人であれば、その事実を伝えるだけ。

ほめるのが得意な人なら、「師長からあなたのことをほめられて、チームリーダーとして誇りに思います。新人ナースのモデルになってね」などのIメッセージが有効でしょう。

⑤ ほめ上手な人がやっていること

ほめ上手になる近道は、ほめ上手な人がやっていることをまねすることです。ここでほめ上手な人がやっていることを紹介しますので、ひとつでもできそうなことからまねしてみましょう。

1）行動科学から学ぶ

行動科学の分野では、行動特性が「仕事やその結果に意識の向く人（結果志向）」と「人間関係、人に意識の向く人（人志向）」に分かれるといわれています。**（p.124「行動特性診断（BPA）を用いた他者との関わり方」参照）**

結果志向の人は、ほめる対象が仕事の結果やでき栄えに向きます。一方、人志向の人は、人間関係のよさや人としてどうであるか、それがほめる対象になります。

自分の特性側に偏ってしまいがちですが、ほめ上手の人はどちら

もほめています。もし自分自身が結果志向であれば、その人の性格やあり方などの部分もほめるようにしましょう。人志向であれば、仕事の結果やでき栄えもほめる対象としましょう。

2) 若手・新人ナースの1cmの成長を見つける

3つのほめどころ（p.61）でお話ししたように、とくに若手・新人ナースには「仕事の過程（プロセス）」「仕事の過程で努力したこと」「工夫したこと」「自分自身の大きな変化」をほめることが有効です。部下・後輩は、仕事の結果だけでなく、プロセスをしっかりと認めることで非常に成長します。

前述の事実承認（p.61）は、新人ナースへの指導では唯一無二のスキルといわれています。新人のうちはできることが少なくて当然です。しかし、その中でも毎日1cmの成長を見つけ、ほめましょう。

3) 強みを把握する

日ごろから、よく観察することが大切です。自分の周りの人の「どんなところが強みや長所なんだろうか」を観察し、把握します。それは上司や先輩に対しても同様です。例えば「いつも患者様を第一に考えている」「何をやっても親切で丁寧」「誰にでも気配りができる」「明るく前向きである」など。これは、3つのほめどころでお話しした存在承認に当たります。

よく観察をしていると、その人の強みが見えてくるので、それを伝えましょう。ほめ上手な人は、周りのことがよく見えています。

4) 具体的でタイミングよく

ほめる際に、ただ「すばらしい」「いいね」と言っても、具体性がないと首をかしげられてしまいます。「○○がすばらしいと思う」「患者様に寄り添っているのがわかる、いいね」など具体的なほうが何をほめているのかがわかり、受け取りやすいものです。

そしてほめるタイミングも大切です。できるだけその場で、もし

難しければ少しでも早くほめるように心掛けましょう。1週間後に
ほめられてもうれしさは半減してしまいます。

5) 日ごろから声掛けが多い

　ほめ上手の人は日ごろからたくさん声を掛けています。例えば、
あいさつをする、感謝の言葉を伝える、ねぎらいの声掛けをするな
ど。ほめ上手の人はいつも周りに対して気を配り、その人の存在を
認める声掛けが多いのが特徴です。

　それに加えて、「あなたは日ごろから……」「いつも……」とその
人の日ごろの行動も一緒にほめたら、「普段から私のことを見てく
れているんだ」と心理的安全性が高まります。

6) ほめることを心掛ける

　ほめ上手な人は、常にほめる態度をとるように心掛けています。
ほめることが当たり前のように行われる環境をつくることで、個人
だけではなく、チーム全体のモチベーションや自己肯定感を高める
こともできます。

⑥ 組織におけるほめる効果

　1対1で個人をほめると、ほめられた人の自信や意欲が高まり、
モチベーションが向上するのはもちろんですが、組織にもさまざま
な影響を及ぼします。小さな「ほめる」の積み重ねが、組織の大き
な宝となります。ぜひ組織内にほめる文化を浸透させましょう。

1) 新人教育には「ほめる」を多くする

　人は成功体験を積むと、そのときの感情と行動パターンを脳が記
憶します。新人ナースがうまくできたときにほめることで、できた
ときのうれしかった感情を追体験させ、行動パターンを定着させま
す。仕事への取り組み方に、自信をもてるようになるため、ミスや
失敗に対するストレスが軽減されます。

2）好意の返報性

　返報性はホメシカ理論（p.50）でもお話ししましたが、誰かから
よくしてもらうと、その人にお返しをしたくなるという心理です。

　ほめるにも返報性があります。あなたが部下や後輩をほめると、
その人があなたに対して「ほめ返し」をします。もしくは、ほめら
れてうれしかったので、周りの人をほめ始めます。ほめるは伝染し
ていきます。どんどん組織に広がり、組織内のモチベーションが上
がっていきます。

3）コミュニケーションの改善

　ほめられることで、個人同士のコミュニケーションが改善されま
す。お互いの理解や共感を深めることができ、コミュニケーション
の質が向上するため、組織内のコミュニケーションもスムーズにな
ります。

4）リーダーが積極的にほめる

　上司・先輩が積極的にほめると、組織にほめるが連鎖し始めます。
ほめることが組織風土になり、ほめるというコミュニケーション文
化が醸成されます。一人ひとりの自己肯定感が向上し、自分自身の
能力や成果に対して自信をもてるようになります。それにより個人
の成長や組織の発展につながっていきます。

5）上司・先輩への信頼感が増す

　ほめる頻度と上司・先輩への信頼度は、比例関係にあります
（図2-5）。

　ホメシカ理論で説明したように、たくさんほめる上司・先輩から
の叱りや注意は素直に受け取られやすいのです。つまり、上司・先
輩に対する信頼感も増します。それは心理的安全性が醸成されるか
らです。心理的安全性が高い職場のメリット（p.58、表2-3）はお
わかりいただけましたか。

図2-5 ほめる頻度と上司・先輩への信頼感は比例関係[2]

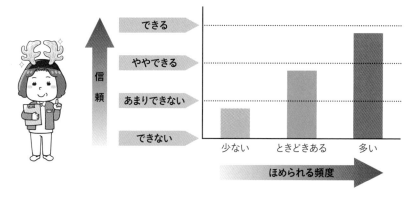

文献

1) 野津浩嗣. 教えて！ホメシカ先生今どきのナースのほめ方・しかり方. メディカ
   出版, 2018, 52.
2) 前掲書 1. 41.

4 叱 る

　ここまで「ほめる」についてみてきました。上手に、そして、たくさんほめられるようになった皆さんは、返報性の法則のとおり、部下・後輩と信頼関係を構築できるようになっています。その状態で皆さんが叱ると、部下・後輩はそれを素直に受け止めてくれます。しかし、感情的にただ叱ればいいということではありません。

　では、どう叱ったらいいのでしょうか。そもそも「叱る」とはいったいどういうことでしょうか。そこから考えていきましょう。

① 叱るとは？

　「叱る」と同じような意味で「怒る」があります。どちらも腹が立ったときに何かを言うことですね。「怒る」は感情的に自分の怒りやイライラをぶつけることで、「叱る」はアドバイスをしたり、諭したりすること。おそらくこんなイメージをおもちではないでしょうか。この２つの大きな違いは「怒る」は自分のため、「叱る」は相手のためであることです （図2-6）。

　たとえ、感情をぶつけずに後輩の問題点を指摘したとしても、それが「後輩がちゃんとしてくれないと私の評価が下がってしまう」と自分の保身や利益のためであれば、それは「怒る」であるといえるでしょう。皆さんがすべきは「叱る」です。日ごろやっているのは「怒る」になっていないでしょうか。

　部下・後輩がとった行動、起こしてしまった出来事に対して、何が問題だったのかを投げ掛け、それをどう改善すればよくなっていくのかを伝えることが「叱る」の本来の目的です。

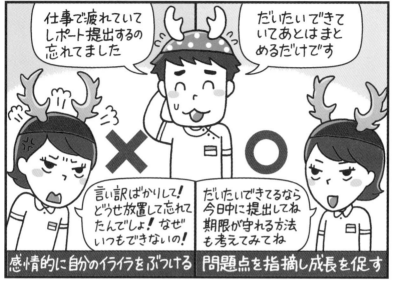

図2-6 「怒る」と「叱る」の違い[1]

部下・後輩が何かよくない行動をとったせいで自分が嫌な思いをしている、不愉快だと伝えたい、自分の不満を発散させたい、という目的で何かを言ったら、それは「怒る」です。一方、部下・後輩がとった行動の問題点を指摘し、今後の成長のために何かを言ったら、それは「叱る」になります。

　それによって部下・後輩は自分の問題点に気づき、失敗を繰り返さないために行動を見直すことができます。つまり、叱るとは「問題を指摘し、相手を望ましい方向に正すこと」です。

　叱らないということは、相手の成長の機会を奪ってしまうことになります。叱ることで、後輩が嫌な思いをするかもしれない、辞められたら困る、嫌われたくない、そんな思いから、叱らない人がいますが、それでは、部下・後輩の成長の可能性をつぶしてしまいます。本人はその行動がよくないことだと、気づいていないこともあるからです。その人の成長のためにも、何か問題が起こったときは、叱るようにしましょう。

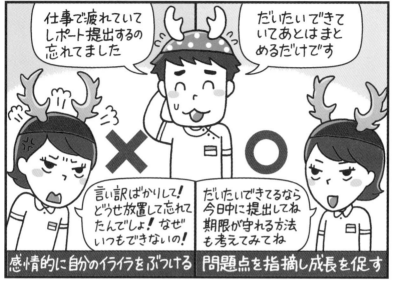

② 叱る前の感情コントロール

後輩が失敗したり、何度も同じミスを繰り返したりすると、イライラしたり、ムカついたりしてしまいますよね。これは当然の感情です。しかし、前項でお話ししたように、イライラしているからといって、その状態で何かを言えば、怒りをぶつけてしまう、つまり「叱る」ではなく、「怒る」になってしまいます。

感情的に相手に怒りをぶつけないためにも、言葉を発する前に必ず自分の中のイラムカ（イライラする！　ムカつく！　この状態を私はイラムカとよんでいます）を抑えましょう。

このイラムカですが、どれぐらいで鎮まると思いますか。怒りの感情が起こってから、5秒（諸説ありますが長くとも10秒くらい）やり過ごせばうまくいくといわれています。

> ▶ **ホメシカ先生からのポイントレクチャー**
> **イラムカの5秒間は「売り言葉に買い言葉」が起こりやすい状態**

何かよくない報告を聞いたり、ミスを見つけたりすると、カチンときます。ここから5秒間が最もイラムカのレベルが高い状態です。この状態は私たちにとってとても危険です。

● **具体例**：部下・後輩がミスをして、イラムカ状態で注意したとしましょう。注意された部下・後輩が「私が悪いんじゃないですよ」と言ったり、ちょっとふてくされたような顔をしたりしました。すると、その言葉や態度にさらにイラッとしてしまいます。つまり、この5秒間は相手の言葉や態度に反応しやすくなっています。それに反応して、「人があなたのことを思って注意してあげてるのに、何よ！」とさらに言い返してしまう事態になりかねません。怒りが怒りを呼ぶ、いわゆる売り言葉に買い言葉の状態が起こってしまいやすいこの5秒間を上手にやり過ごす必要があります。

少し話が大きくなりますが、哺乳類ならどんな動物でも怒りの感情が生まれるとき、脳の中の大脳辺縁系が活発に動きます。大脳辺縁系は私たちの喜怒哀楽を司るところです。敵対する動物が来たり、自分の身が危ない状態になったりすると、立ち上がったり、爪や牙をむいたり、敵に襲いかかったりします。このときに働いているのが、大脳辺縁系です。

　動物ならここで戦うわけですが、人間は激しい怒りを抑制することができます。それは前頭葉が働き、「そんなふうに怒っちゃダメだよ」「手を出しちゃダメだよ」と指示をするからです。前頭葉が怒りを抑えるのに３〜５秒かかるといわれています。冒頭でご紹介した「５秒やり過ごせばうまくいく」は、これに基づいています。５秒やり過ごせば怒りを鎮めることができます。では、この５秒間を上手にやり過ごすためにはどうしたらよいのでしょうか。それは意識を別のものに向けるのがよいといわれています。

　怒りが発生した原因を見ないようにしたり、聞かないようにしたりするのがいちばんです。その場から立ち去れば見たり聞いたりしなくて済みますが、皆さんは人と関わる仕事をされています。いきなり患者様の前から立ち去ったりしたら、別の問題が起こってしまいます。その場にいながらできることで、５秒間意識を別のものに向けていきましょう。

　５秒間を上手にやり過ごす具体的な方法を見ていきましょう。

1）深呼吸を３回する

　一般的には、イラッとしたら深呼吸をするといいといわれていますが、これは自分を落ち着かせることができるからです。イライラしていると呼吸が速くなりがちですので、ゆっくりと、深く呼吸をしましょう。３回終わるころには５秒以上経過しているはずです。

2）自分の足をつねる

　人間の意識はひとつのところにしか向かないので、痛いほうに意識が向けば、怒りを忘れることができます。痛さが怒りを超えれば、意識しなくて済みます。つまり、痛点を刺激することです。ただし、傷つかない程度にしましょう。

3）数字を数える

　例えば 10 数えてみましょう。1、2、3……9、10 と数えていたら 5 秒ぐらいが経ちます。10 数えても怒りが鎮まらなかったら 100 数えてください。それでも、怒りに意識が向いてしまうなら 2 桁の足し算やかけ算など、ちょっと意識しないとできないような計算をしてみるのもいいでしょう。

4）戒めの言葉や呪文を言う

　「いつものこと。想定範囲内だ」「イライラするのは時間の無駄」。このような戒めの言葉や呪文を言う人もいるのではないでしょうか。実は、私自身にもイラムカを鎮めるための呪文があります。もう 30 年近く使っています。私は部下がミスをしたり、よくない報告を聞いたりしてカチンときた瞬間、私は心の中で「そうきたか」と言っています。これを言うことで、5 秒やり過ごせるだけでなく、自分の中の怒りがなくなります。

　そのほかにも、水を飲んだり、目を閉じたり、肩をもんだり、ポジティブなことを考えたり、そういうちょっとした行動で、意識を怒りの原因から外すことができます。ここで紹介した方法をすべてやってくださいということではありません。自分に合う方法を見つけて、それを実践しましょう。

　そしてこれがいちばん大切です。5 秒間上手にやり過ごすことができたら、必ず自分自身をほめてあげてください。「よく 5 秒やり過ごしたね」と自分をほめることで、5 秒間やり過ごすということ

が習慣化されます。体が覚えます。上手に5秒間をやり過ごせた
ということがよい習慣化につながりますので、できたらそのたびご
とに自分をほめましょう。

　必ず自分の中のイラムカを鎮めてから、相手が受け取れるように
伝えましょう。

③ 叱るときのポイント

　怒りを鎮めることができたら、相手が受け取りやすいように伝え
ましょう。せっかく怒りを鎮めて冷静に伝えても、それが相手に伝
わっていなければ、何の意味もありません。そこで、相手が受け取
りやすい叱り方のポイントを5つご紹介しましょう。

1）相手を責めない、人格を否定しない

　叱るときに絶対やってはいけないのが、人に焦点を当てることで
す。人を対象に叱ってうまくいく試しはありません。もっと言うと、
さまざまな業界・職場で問題になっているハラスメント。人に焦点
が当たるとハラスメントと認定されることが圧倒的に多くなりま
す。しかし、知らず知らずのうちに人に焦点を当てた言い方をして
いることが多いものです。

　レポートの提出期限を守れなかった新人に対して、「期限も守れ
ないなんていい加減だね」。遅刻をしてきた後輩に「だらしない
なぁ」。あいさつができない新人に「親の顔が見てみたい」。これら
はすべてアウトです。人に焦点が当たってしまっています（図2-7）。

　では、何に対して叱るのでしょうか。起こった出来事やその人が
とった行動に焦点を当てて叱ってください。大切なことなので繰り
返します。絶対人に焦点を当ててはいけません。

　言葉を発する前に、「私がいま言おうとしてるのは、人に焦点当
たってないよね？」と心の中でしっかり確認してください。

図2-7 NGな叱り方の例[1]

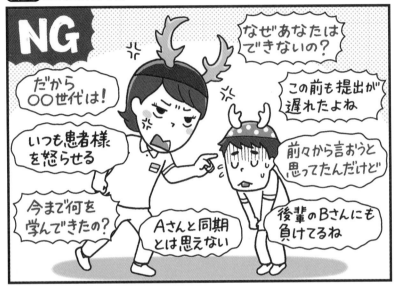

2) レッテルを貼らない

　レッテルとは、もともと商品のパッケージに貼(は)り付けるラベルのことです。レッテルを貼るとは、一方的にその人物の人格や能力などの格づけをするということです。「最近の若い人は」なんていうのも、レッテル貼りです。ひょっとするとこの本を読んでくださっている人のなかにも「だからゆとり世代は」みたいな言い方をされて傷ついた経験がある人がいるかもしれません。「これだから専門学校卒は……」「B型の人ってさぁ……」。こういうひとくくりにした言い方はよくありません。叱る言葉は一人ひとり、個人に対して言うものです。

> **▶ ホメシカ先生からのポイントレクチャー**
> **アンコンシャス・バイアス（無意識の偏ったものの見方）**
>
> 　レッテルを貼るなどの決めつけたものの見方は、最近よく聞かれる「アンコンシャス・バイアス（無意識の偏ったものの見方）」のひとつです。アンコンシャス・バイアスがきっかけとなって、無意識のうちに、相手を傷つけたり、相手を苦しめたりしていることがあります。最終学歴や血液型が同じでも、性格や能力はすべて一人ひとり違います。決めつけないように気をつけましょう。

3）他人と比較しない

　叱るときに比較されると、嫌な気持ちになります。例えば「同期のＡさんはできてるよ」「Ｂさんと同期とは思えない。いままで何を学んできたの？」「後輩のＣさんにも負けてるね」。こういう比較です。生まれや育ち、学んできた環境、性格など、人によって違うので、一緒じゃなくて当然です。叱るときは、他人と比べる「相対評価」ではなく、「絶対評価」をしましょう。

　「比較」と似たものに「競争」があります。ライバル同士を競わせることで、お互いやる気を高めて成績を伸ばすことができるので、有効な方法といえます。お互いが合意のうえで、同じフィールドで同じ目標があればそれは「競争」になりますが、一方的に誰かと競わせることは競争ではなく、「比較」です。比較され続けると、「自分は人と比べてどうだろう？」と考えるようになり、自由な発想や個性を生かした活動ができなくなってしまいます。

4）長いお説教より短いメッセージ

　叱るときに長々と叱る人がいます。はっきり断言しますが、叱る時間と叱る効果は比例しません。むしろ長くなると逆効果です。長

くなると叱られているほうは「いつ終わるんだろう?」「同じこと
を何回も言わなくてもいいのに」みたいな思いが浮かんできて、きっ
と聞いたことも聞き流してしまうでしょう。

　では、短く伝えるにはどうしたらいいのでしょうか。そこで思い
出していただきたいのが「Iメッセージ (p.64)」です。

　Iメッセージには「抵抗感が低くて受け取りやすい」という特徴
があります。これはほめるときだけでなく、叱るときも同様です。
残存性が高いのも同じです。Iメッセージで叱ったことは、記憶や
心に残りやすいので、相手の行動の改善をいっそう促します。

> **ホメシカ先生からのポイントレクチャー**
> **「Iメッセージ」は"私が下で相手が上"として使う**

　　小学校でメッセージスキルについて次のように教えていると
聞いたことがあります。「Youメッセージ」は"私が上で相手が下"、「Iメッ
セージ」は"私が下で相手が上"として使いなさい。すなわち、相手に自分を
わかってもらうには、私が下の立ち位置で出ないと受け取ってもらえない
ということです。「understand」相手に理解してもらうには、"under (私
が下) "になって伝えるのです。

　皆さんには立場的に後輩より下になるというのは難しいことです
が、上から目線ではなく、せめて同じレベルに立って伝えることが
大切です。「私と一緒に次に生かしていきましょう」もしくは「私
と一緒に直していきましょう」。これもIメッセージです。とくに
今どきの若者は「私と一緒に」は大切です。「あなたが直しておき
なさい」「あなたが直せばうちのチームは万々歳なのよ」。これは
NG です。「一緒に考える、一緒に何かをする」。これがひとつのメッ
セージです。ぜひこういう使い方を心掛けてください。

5）枕詞を活用する

　枕詞はコミュニケーション学で別名があり、「クッション言葉」と言います。本題に入る前に頭に文字どおりクッションの役割をしてくれる言葉を挟みます。クッションの役割とは、具体的に何をしているのか、例を使って説明します。先輩と後輩の以下のような会話で、皆さんもおそらく一度はこんな経験があると思います。

　【先輩】：「この前注意したよね？」

　【後輩】：「いいえ、聞いてませんけど」

　【先輩】：「ちゃんと言ったよ。どうせ聞いてなかったんでしょ」

　先輩は「言った」と言い張り、後輩は「聞いていない」と言う。もちろん、本当に後輩が言われたことを忘れてしまっていることもあるかもしれませんが、この後輩には先輩の話を聞いた記憶がないのです。言ったことを後輩が聞いていない原因として考えられるのが、先輩が後輩の聞く耳を立てていないことです。つまり、後輩側が聞く準備ができていない状態で、いきなり本題を話しても後輩の耳には届きません。人は聞く耳が立った状態で、初めて聞くことができます。

　そこで役立つのが枕詞です。例えば、本題に入る前に「いま、話しても大丈夫？」とひと言入れるだけでいいんです。「いま、話しても大丈夫？」と聞かれたら、多くの人が「はい」「どうぞ」と答えるでしょう。このひと言がクッションの役割をして、相手の聞く耳が立ちます。この状態で話せば、本題、つまり叱りたかった部分を相手に聞いてもらうことができます。

　人間にはたくさんの受信トレイがあります。準備ができれば、トレイを瞬時に切り替えることができます。「ちょっと言いにくいことがあるんだけど、言ってもいい？」と言われた瞬間、ノーマルな受信トレイからよくないことを受け入れるトレイに切り替わります。

▶ **ホメシカ先生からのポイントレクチャー**
枕詞は、相手にYes・Noの選択権がある

　枕詞は、相手にYes・Noの選択権があるので、Noがあるということも覚えておいてください。「いま話しても大丈夫?」「いまは忙しいのであとにしてもらえますか?」と拒否することもあるでしょう。「えー、私の話はもっと重要よ」なんて言わないでくださいね。相手に圧をかけて「絶対『はい』と言え」と言っているのも同然ですから。これはハラスメントです。時間がとれないと言われたら、「いつなら、お話しできそうですか?」などと聞けばいいんです。

▶ **ホメシカ先生からのポイントレクチャー**
言いにくいこと伝えるときの枕詞のコツ

　「ちょっと言いにくいことがあるんだけど、言ってもいい?」と伝えられたら、どう思うでしょうか。「何か悪いことしたかな?」と思いませんでしたか。よくないことを伝えるとき、厳しいことを注意するときには「これからよくないことを言いますよ」という枕詞を準備します。これを使うことで、相手を落ち込ませることや逆ギレを防ぐことができます。

　ハラスメントの多い職場でコミュニケーションを分析していくと、この枕詞が少ないという特徴がみられます。

　枕詞がなく、いきなりきつい言葉をバーンと言われたら、ノーマルな受信トレイの状態にありますから、へこみます。言われた言葉を素直に受け取れません。受信トレイが変わるだけで、上司・先輩からの言葉をスムーズに受け取れる確率が上がります。

> ▶ ホメシカ先生からのポイントレクチャー
> 新人指導におすすめ①（枕詞のキーワードは「1」）
>
> 　「ひとつだけいいですか」「ひと言いいですか」など「1」を使
> う枕詞は新人指導におすすめです。人間はそれほど情報処理能力が高く
> ありません。新人の場合、同時に複数の注意されても、それぞれを考えな
> がら対応することができません。緊急性・重要性から判断して、ひとつに
> 絞って伝えてください。それができたら、次を注意すればいいのです。

　若い人たちを見ていると、一度にたくさん注意するのは得策では
ないと感じています。私の会社に毎年やってくるインターンの学生
にも私はひとつしか注意しません。3日ぐらい様子を見ていると、
注意されたことを理解して、気をつけて仕事に取り組んでくれてい
ることがわかります。ひとつできたら、ひとつ。さらにひとつでき
たら、次のステップへ注意や課題を伝えます。一見、遅いように思
えても、実はこのやり方のほうが、成長が確実で早いというのが私
自身も経験から感じています。

　叱り方のポイントとして5つご紹介しました。1）～ 3）は叱る
ときにやってはいけないことで、4）と5）は叱るときに活用した
ほうがいいものです。ですから、4）と5）を組み合わせた「枕詞
＋Iメッセージ」の形は、叱るときに最も有効な伝え方といえます。

　具体例　枕詞＋Iメッセージの具体例

　実際に言葉にするときには「私は」を言う必要はありません。「私
は〇〇です」という意味になっていればOKです。

- いま、話しても大丈夫？　〇〇なのが（私は）残念です。
- ちょっと言い難いことがあるんですが、言ってもいいですか。私
  は〇〇と思います。

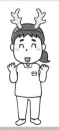

> ▶ ホメシカ先生からのポイントレクチャー
> 新人指導におすすめ②（「お願いしたい」を組み合わせる）
>
> 　「ひとつだけいいですか。（私は）〇〇をお願いしたいです」
> のように、「お願いしたい」を組み合わせるのも、新人に有効なIメッセー
> ジです。行動を改善してほしいから叱っているので、当然、意図としては
> 「いますぐ直して」「いますぐ行動して」です。しかし、そうストレートに言
> われても新人は受け取れません。そこで「〇〇をお願いしたい」「すぐにお
> 願いします」という言い方をします。今どきの若者はポジティブな言葉が好
> きです。「お願い」と言われると、「私、認めてもらってるんだ」という受け
> 取り方をして、素直に行動してくれます。

④ NGワード

　叱るときに使ってはならないNGワードがあります。意外と無意
識のうちに使っていることが多い言葉なので、ここからは「自分は
この言葉使ってないかな？」と考えながら読み進めてください。

1)「なぜ」「なんで」

　「なぜ」「なんで」の後ろには「あなた」という単語が隠れていま
す。「なぜあなたはできないの？」「なぜあなたは遅れたの？」。こ
んなふうに言われると、とがめられている感じや責められている感
じがしませんか。「あなた」という人に焦点が当たることで、とが
めのニュアンスが強くなってしまいます。こんなふうに言われたら、
もう「すみません」と謝るしかありません。肝心な叱られた内容の
ことなんて頭に残っていないかもしれません。

　「なぜ」「なんで」は別の方法で使います。後述する「6 その他
の指導に役立つスキル：❶ 質問」（p.103）で詳しく解説します。

2)「前」

　叱るとき、私たちは２種類の「前」を使います。ひとつは「この前も同じミスしたよね」という使い方です。以前と同じようなミスをしたときに、それと比較してこのような言い方をすることがあります。この言い方をすると、言われた人は「今回は、この前とはちょっと違うんですよね」「そもそも、この前とは患者様が違いますし」といった反応を引き起こします。こういう反発の気持ちが出た時点で、相手は聞く耳を閉じてしまいます。

　もうひとつは「前々から言おう思ってたんだけど」という言い方です。これを言われると「事前に言ってくれていたら、失敗しなかったかもしれないのに。なぜ言ってくれなかったの！」という反応が出てきます。改善してほしいから言ったのに、これでは「失敗したのは事前に言わなかった先輩のせい」と受け取られてしまうかもしれません。過去を引っ張り出してもよいことはありません。叱るときは「そのとき、その場所で起こったこと」だけにしましょう。

3)「いつも」

　「いつも患者様を怒らせる」「いつも失敗するよね」など、「いつも」という言葉もよく使っていませんか。「いつも」とは常に、わかりやすくいうと24時間連続です。四六時中失敗しつづける人なんていません。しかし、「私が言っていることは正しい」という優位性をもちたいため、「いつも」という単語を入れて強調することがあります。「いつも」と言われると、「いつもじゃありません。この前は失敗しませんでした」と反発の気持ちがわいてきて、反発の気持ちが出た時点で、心のシャッターが下りてしまいます。

4)「しっかり」「ちゃんと」

　「報告をしっかりしてください」「ちゃんと片づけて」。このような「しっかり」「ちゃんと」は、基準が不明確です。

「報告をしっかりしてください」と言うと、「いや、報告しました
よ」と返事が返ってくることがあります。お互いの「しっかり」の
基準が違うため、このようなことが起こってしまいます。「しっかり」
「ちゃんと」といった程度を表す言葉は曖昧で、人によってレベル
の差が出てきますので、避けましょう。「インシデントの原因につ
いて具体的に報告してください」「使った備品は、使い終わったら
すぐに所定の位置に片づけて」のように具体的に伝えましょう。

⑤ パワーハラスメント（パワハラ）と言われない叱り方

「パワーハラスメント（以下、パワハラ）と言われるのが怖くて、
叱るのを躊躇します」という相談をよく受けます。指導者が叱る際
にパワハラと言われない叱り方について考えていきましょう。

▶ **ホメシカ先生からのポイントレクチャー**
パワハラ対策を考えるうえで覚えておきたいポイント

- **部下・後輩から上司・先輩に対するパワハラもある**：パワハ
ラは、上司・先輩が部下・後輩に対してだけではありません。部下・後
輩から上司・先輩に対するパワハラもあります。部下・後輩のほうがそ
の分野の専門知識をもっていたり、その職場での経験年数が長かった
りする場合があります。「上司なのに、そんなことも知らないなんて」とい
う発言は「優越的な関係を背景とした言動」に当たります。
- **指導者としての役割をやり遂げるために叱ることは必要**：必要なことは
必ず注意をしましょう。それを相手が不快に思う、パワハラじゃないかと
思っても、業務上の適正な範囲内で行われていることに関しては、パワ
ハラに該当しませんので、自信をもって指導してください。

1）パワハラの定義

　職場のパワハラの定義とは、職場において行われる①優越的な関係を背景とした言動であって、②業務上必要かつ相当な範囲を超えたものにより、③労働者の就業環境が害されるものであり、①から③までの３つの要素をすべて満たすものをいいます。

2）パワハラが起こりやすい環境

　パワハラが起こりやすい職場というのはストレスの多い職場であるといわれています。ストレスが多いと仕事に余裕がもてません。

　①上司と部下のコミュニケーションが少ない。

　②残業が多い、休暇を取りづらい。

　③失敗が許されない（許容度が低い）。

　このような職場はストレスが多く、パワハラが起こりやすいといわれています。看護の仕事は命に携わるものです。失敗は許されませんし、許容度も低いのは当然のことです。緊急事の対応や残業も多いと聞きます。②と③を改善するのはなかなか難しいことかもしれませんが、①の「上司と部下のコミュニケーションが少ない」だけは、ぜひ皆さんの力で改善してほしいと強く思っています。

> ▶ **ホメシカ先生からのポイントレクチャー**
> **コミュニケーションの量とパワハラの関係**
>
> 　コミュニケーションが少ない職場では、上司や先輩の指導に対して、部下・後輩から「そういう言い方はないんじゃない。納得いかない！」と反発が生まれ、場合によっては「パワハラだ！」となってしまいます。日ごろからコミュニケーションが多い職場であれば、同じように指導したとしても、部下・後輩は「そうだよね。私が悪かった」と受け取ってくれます。積極的にコミュニケーションを図っているため上司・先輩のことがよくわかるからです。多少、厳しい注意であっても「仕事の中でここを大切にしているんだ」「普段はそういう人じゃないけど、今回は私のやったことにとても腹が立ったんだな」と冷静に受け取れます。

第2章

4 叱る

「ホメシカ理論（p.50）」に似ていて、たくさんコミュニケーションをとってくれる人の指導は受け取りやすいものです。まず、コミュニケーション量の多い職場をつくることを心掛けましょう。

3）パワハラと言われない叱り方

パワハラと言われないように **表2-6** の5つに気をつけましょう。

表2-6 パワハラと言われない叱り方のポイント

①話を今回のことに絞る	● まず指導や注意するときには、必ず話を一点に絞ってください。今回指導しなければならない、注意しなければならない項目に絞るということです。「前がどうだった」とか、「あなたは全体的に……」という話をしてはいけません。
②感情的にならない	● 自分の感情をコントロールしてから叱ることを心掛けましょう。 ● 「5秒やり過ごす」ですよ！（p.76）
③相手の言い分を聞く	● 必ず部下・後輩の言い分を聞きましょう。 ● やりたくて失敗やトラブルを起こすわけではないと思います。そこに至った原因、自分の考え、相手との関わりといったところにぜひ耳を傾けてください。何か誤解や勘違いがあるのかもしれません。
④論破しない	● 相手の言い分を聞いたら、一つひとつ反論する人がいます。正論を突き付けて相手を論破しようとしないでください。論破は相手を従わせ、ねじ伏せたいという気持ちから起こるものです。これはロジカルハラスメントといいます。 ● 叱る目的は、相手を論破してねじ伏せるためではなく、行動の改善であることを忘れないでください。
⑤改善点を明確に伝える	● 相手の言い分をしっかりと受け取って、いかに改善をしていくかが大切です。叱るというのは、相手が改善してくれて初めて意味があります。曖昧な表現は誤解を生むので、何をどう改善すべきなのかを明確に、具体的に伝えましょう。

文献
1）野津浩嗣. 教えてホメシカ先生 Z世代ナースの向き合い方講座. ナーシングビジネス. 17（12）, 2023, 74-7.

5 伝える

上司・先輩は部下・後輩へ、日々業務、技術や知識、チーム医療、学びの大切さ、患者様やスタッフ間のコミュニケーションや職業倫理など、よいナースとして成長するために多くのことを伝えています。Z世代には「ほめる」「叱る」だけでなく、「伝える」も大切です。相手が受け取りやすい「伝える技術」を見ていきましょう。

① フィードバック

1) フィードバックとは

今どきの若者は上司・先輩からのフィードバックを求めています。もともとフィードバックという言葉は工学用語で、機械や電気回路の、出力信号を入力信号に戻す制御システムのことです。身近なものであれば、エアコンにも使われています。設定温度（目標）よりも室温（現状）が高くなると冷たい空気が出て、その差をなくすようになっています。これがフィードバック制御の働きです。

この目標と現状の差をなくす制御方法「フィードバック」が、人事や教育分野でも使われるようになりました。人事教育分野でのフィードバックは、基本的に成長や改善を促すためのものとして認知されています。

2) 改善のための2つのフィードバック

人材育成におけるフィードバックは、個人のスキルアップや成長を促進するための重要な手段です。フィードバックは、日々のコミュニケーションまたは、定期的な面談や評価を通じて、個人の成果や行動、スキル、態度などについて具体的に伝えます。

フィードバックは、基本的にその人の改善のために伝える行為です。改善とは、現状をよりよくするという観点と、課題を解決するという観点のものがあります。現状をよりよくする、その人の強みを伸ばすものを「ポジティブフィードバック」、課題を解決するものを「ネガティブフィードバック」といいます（図2-8）。

3）ほめるとポジティブフィードバックの違い

　2つは似ていますが、本質的には異なるものです。ほめるとは、その人の行動や成果を称賛することです。これにより、その人自身の自信を高め、モチベーションを向上させることができます。つまり、モチベーションを高めることで、成功を継続するために必要な自信を与えることができるということです。

　一方、ポジティブフィードバックは、よくなるための情報を提供することです。その人の強み、いいところがますます伸びるように伝えます。またいい結果につながっている事実を伝えます。「今日は優先順位がうまくつけられているので、仕事の進みが早いですね」のように、ポジティブフィードバックで、行動や考え方が正しかったということが伝えられるので、さらにどうしていこうかと、ますます自信やモチベーションがアップします。

図2-8 ポジティブフィードバックとネガティブフィードバック

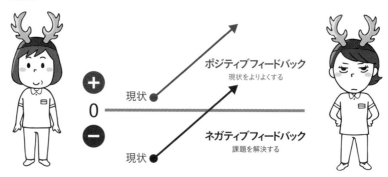

表2-7 ほめるとポジティブフィードバックの違い

	STEP1：ほめる（自信をつける）	STEP2：ポジティブフィードバック（成長の促進）
目　的	● 自尊心や自己肯定感を高める。 ● モチベーションを高め、成功を継続するために必要な自信を与える。	● 強化できる点を見つけ、強みを伸ばす。 ● スキルアップや成長を促進する。
内　容	● よい点やよい結果 ● 結果承認・事実承認・存在承認	● いい結果につながっている事実 ● よりよくなるための情報
具体例（仕事ぶり）	● 最近の仕事の取り組みにとても感心しています。 ➡自尊心や自己肯定感を高める	● もともと熱心な仕事ぶりでした。最近は優先順位のつけ方がよくなって、より多くの患者様のサポートができていますね。 ➡よりよいケアを提供するためのスキルや知識を向上させる

　ほめることはポジティブフィードバックの一形態といえ、フィードバックは改善を促すためのより包括的な方法です（**表2-7**）。どちらも重要であり、バランスが必要です。ほめることで個人の自信を育てる一方で、ポジティブフィードバックを通じて彼らが強化できる点を見つけることができます。

　a. ほめるとポジティブフィードバックの具体例①：新人ナースの仕事ぶりに対して

具体例 ほめるの具体例
● 患者様からの評判もよく、あなたの真心が伝わっているようです。すばらしいです。
● 最近のあなたの勤務態度にとても感心しています。
● 患者様とのコミュニケーションがとてもスムーズでしたね。

具体例 **ポジティブフィードバックの具体例**

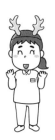

- 患者様とのコミュニケーションがスムーズでしたね。もっと自信を もって話すと、さらによい結果が出ると思います。
- もともとすばらしい仕事ぶりでしたが、最近はより効率的に業務 をこなすようになり、より多くの患者様をサポートできるようにな りましたね。
- 最近、自ら意見を出すようになり、チーム全体の意見交換にも積 極的に参加するようになっていますね。

b. ほめるとポジティブフィードバックの例②：担当した患者様 から手紙が届いた。「〇〇さんのおかげで、回復が早かった」 と親切で丁寧な看護に対する感謝が書かれていた

具体例 **ほめるの具体例**

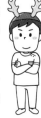

- 患者様から手紙が届くということは、すばらしい看護をしたことが認 められた証拠ですね。あなたのやさしさや思いやりが、患者様に伝 わっていますね。

ポジティブフィードバックの具体例
- あなたの看護には、患者様に対する思いやりや配慮が感じられます ね。これからも、患者様がより快適な療養生活を送れるように、積 極的に取り組んでいきましょう。

　ほめることは、新人ナースの行動を評価し、自尊心や自己肯定感 を高めます。一方、ポジティブフィードバックは、新人ナースがよ り積極的にほかのチームメンバーとコミュニケーションをとる方法 や、よりよい看護を提供するためのスキルや知識を向上させること を促しています。

▶ ホメシカ先生からのポイントレクチャー
ポジティブフィードバックの効果

- モチベーションやエネルギーが高まる。
- 気づいていなかったことに気づかされるので行動に移しやすい。
- 自分では自信のもてないところを指摘されることで自信になる。
- ときには違う視点を得ることで、視野が広がり選択肢が増える。
- 自ら、「次はどうやろう?」と、より成長意欲が向上する。
- 信頼関係が深まる。

ポジティブフィードバック

> うれしい
> 自信につながる
> 自己肯定感のアップ
> モチベーションアップ
>
> **ほめる**

 これを伸ばしていこう
という自発性の促進

4) 叱るとネガティブフィードバックの違い

「叱る」と「ネガティブフィードバック」は、似ているようで異なるものです。どちらも人の行動やパフォーマンスを改善するために使用されるコミュニケーションです。叱るは、その人の誤った行動やミスを指摘し、その行動を改善することです。起こった出来事を指摘することで、今後起こらないように改善させていきます。

ネガティブフィードバックは、よくないことが起こる前に、常日ごろから、相手の行動や成果に対して問題点や改善を認識するためのフィードバックです。叱るは問題が発生してから行われることが多く、ネガティブフィードバックは日常的に行うことができます。

第 **2** 章

5
伝える

表2-8 叱るとネガティブフィードバックの違い

	叱る	ネガティブフィードバック
い　つ	● 問題が発生してから行う。	● 日常的に行う。
目　的 （内容）	● 問題や原因を指摘する。	● 問題を発見し、改善するためのスキルや知識を身につけさせる。
具体例 （勉強不足）	● ドレーンの勉強ができていません。	● ドレーンの手順について少し迷っているように見えます。患者様の安全に影響するので、改善する必要があります。

　また2つの違いは、問題解決のアプローチにもあります（**表2-8**）。叱るは、問題を指摘して、その改善を促しますが、ネガティブフィードバックは、問題を発見し、改善するためのスキルや知識を身につけることが目的です。また、ネガティブフィードバックは、本人に積極的に問題解決に取り組むための自己啓発を促します。

　a. 叱るとネガティブフィードバックの例①：急な変化に対応することができない

具体例 叱るの具体例

● 最近慣れてきたはずなのに、急な対応ができていないのが残念です。

ネガティブフィードバックの具体例

● 急な変化に対応することができず、スムーズな対応ができていないようです。次に同じような状況が発生した場合、どのような対応ができるか、検討してみてください。

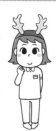

b. 叱るとネガティブフィードバックの例②：時間管理ができない

具体例 **叱るの具体例**
● いつも時間外になっています。時間の管理ができていません。
ネガティブフィードバックの具体例
● 職務に対する意欲は高いものの、業務の進め方についてもう少し考
える余地がありますね。今後、効率的に業務を進めるための改善点
を考えてみてください。

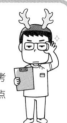

▶ **ホメシカ先生からのポイントレクチャー**
ネガティブフィードバックをする際の注意

　ネガティブフィードバックは、相手がよりよいナースになるた
めに必要なスキルや知識を身につけるための改善が目的です。相手を傷
つけたり、攻撃したりしないように、適切な言葉づかいや声のトーンで行
うようにしましょう。

5）フィードバックをするときの注意

　フィードバックは自分の意見や感想を伝えることではありませ
ん。誤るとかえって逆効果になってしまいますので、以下のことに
注意します。

a. 伝え方

　初めは、事実を中心に伝えることをできるだけ意識しましょう。
とくに、「感じる雰囲気」の伝え方は注意しなければなりません。
事実は事柄として受け取りやすいのですが、「○○な感じ」という
伝え方は、フィードバックを受け取る側に、「それはあなたの主観
でしょう！」と思われ、事実が伝わりにくくなります。

b. 語尾に注意する

日常のコミュニケーションでは、「～と思います」という言い方をよくします。この言い方は、伝える側と受け取る側に十分関係ができていればよいのですが、少し距離がある場合には前述した「あなたが思っているだけでしょう。私はそうは思わない」という抵抗感を生み、かえって距離が遠くなったりします。

6) 新人ナースへのフィードバック

新人ナースへのフィードバックは、目的を明確にして、相手が受け取れるように伝えましょう。効果的なフィードバックをすることで、優れたナースに成長することを支援できます (**表2-9**)。

表2-9 効果的なフィードバックを行うコツ

具体的なフィードバック	● 新人ナースには、自分が何を改善すべきかを理解できるように、具体的なフィードバックが必要です。 ● 患者様への看護をどのように改善できるか、関わりやコミュニケーションをどのようによくしていくのか。そのためのスキルや知識を身につけるためになる具体的なアドバイスや指示でなければなりません。
ポジティブなフィードバックを与える	● 新人ナースには、彼らがすでに行っていることやよい仕事をしていることに対して、ポジティブなフィードバックを与えることが重要です。 ● 自分がうまくいっていることを認識することで安心し、自信をもつことができます。
目標を共有する	● 新人ナースと目標を共有し、それに向かって進むために必要なスキルや知識を理解することが大切です。 ● 目標を共有することで、有効な関わりとフィードバックをすることができます。
フィードバックを頻繁に行う	● 新人ナースには、フィードバックを頻繁に行うことで、常に自分自身を評価し、改善を継続するサポートになります。 ● 日々改善していくことで、成長も早まります。まとめてたくさん伝えるのではなく、回数を増やして、少しずつ伝えましょう。
フィードバックを受け入れやすい環境をつくる	● 新人ナースが、フィードバックを受け入れることができるように、指導者や先輩ナースが信頼関係をいち早く築き、スキルアップや成長のための開かれたコミュニケーションを実感できるように配慮します。

② サンドイッチ話法

　叱られたり、理不尽な上下関係のなかで過ごした経験が少なく、対人関係では、超がつくほど気配りや気づかいをしている今どきの若者に効果的な伝え方があります。相手に対してよい印象を与えつつ、改善点を伝えるコミュニケーション手法として用いられている「サンドイッチ話法」です。

　あなたが教えたいことや意見を伝える、後輩にネガティブフィードバックを行う際に、肯定的な意見やよかった点を伝えたあとに、

改善点や問題点を指摘し、最後に再び肯定的な意見やアドバイスを伝えます。

　サンドイッチのように、改善点や問題点を肯定的な言葉で挟んで伝える方法で、「＋」→「－」→「＋」と、マイナスのことをプラスで挟むところがサンドイッチに似ています。

具体例 サンドイッチ話法の具体例

- **よかった点**：「最近のあなたの業務態度や対応には感心しています。とくに、患者様とのコミュニケーションには丁寧さや思いやりが感じられます」
- **改善点**：「ただ、もう少しチームメンバーとのコミュニケーションにも力を入れてみてください。あなたの意見や考えを積極的に出してもらえると、よりスムーズに業務を進めることができます」
- **最後の言葉**：「あなたのコミュニケーション力や対応力はすばらしいです。チームメンバーと協力してよりよい看護を目指しましょう」

 肯定的な意見やよかった点 改善点や問題点 肯定的な意見やアドバイス

　肯定的な意見と改善点をバランスよく伝えることで、相手のモチベーションを維持しながら、改善点を受け入れやすくすることができます。否定的なことを伝えたり、叱ったりすることが苦手な人にはおすすめです。ゆとり世代の指導者が、Z世代の後輩新人ナースに伝える場合によいかもしれません。

▶ **ホメシカ先生からのポイントレクチャー**
サンドイッチ話法の注意

　サンドイッチ話法で伝える際には、具体的なアドバイスや指導方法を提供することが重要です。

③ 指　示

　若手の悩みのひとつに「上司や先輩の指示がわからない。もっと的確な指示がほしい」ということがあります。「指示」の要素は3つで、「What・How・Why」で指示します（**表2-10**）。

　What は、何をするのか、求められる品質や基準のことをいいます。How は、手段や方法のことをいいます。手本を見せるとか、うまくいくための注意点を説明することも含まれています。Why は目的です。なぜやるのか、そのねらいは何なのかを指しています。

　しかし、一般的に指示する際は、「何を」「どのようにする」だけ伝えることが多いと思います。

表2-10 指示の3つの要素（2W1H）

What	●何をするのか	●求められる品質、基準	
How	●手段、方法	●注意点を説明	●手本をみせる
Why	●目的、ねらい		

▶ **ホメシカ先生からのポイントレクチャー**
昭和世代の指示の出し方は伝わりにくい

　「What・How」だけで指示されてきたのが昭和世代です。上司・先輩の言ったことに従う、言われたとおりに行う命令体系であったといえます。「これをこういう手順でやって」「これ注意してやって」と言われ、逆に「これって何のためにやるんですか」と質問すると、必ず上司・先輩は言いました、「それは自分で考えなさい」「なんでもかんでも聞くんじゃないのよ」という反応です。昭和世代の人たちは上から指示されたことを忠実に行い、そして何のためにするのかを自分で考えていました。そういう育てられ方、会話に慣れてしまった人たちが出す指示は、効率性を重視する失敗したくない若手にとっては、的確ではなくわかりにくい指示ということになるのです。

- **What**：「これやってくださいね」

    「○○やってくださいね」

    「このレベルでやってくださいね」

- **How**：「こういうやり方でやってください」

    「私がやったことを見てやってください」

    「こういうところに注意してやってください」

    マニュアルや資料を渡して「これを見てやってね」

　論理的であることが悪いというわけではありませんが、「考えればわかるはず」のような言葉は、若手スタッフを追い詰めます。

具体例 指示の具体例

- **「目的（Why）」から説明する**：私の会社の若手やインターンの学生に指示をする際には、必ず「目的（Why）」から説明します。あなたにこの仕事をなぜ依頼するのか目的を理解してほしいこと、何のためにこの業務を行うのか時間をかけて説明します。目的を伝えた後に「目的は理解できましたか？」と確認をとり、質問があれば「何のために」がわかるまで十分に説明します。

- **次に「何をするのか（What）」「どうやってやるのか（How）」を説明する**：目的が理解できたという確認がとれたあとに、具体的に「何をするのか（What）」、「どうやってやるのか（How）」を説明します。「実際にやってみて、疑問点や想定外のことが出てきたら、目的に戻って考えてみてください。それでも解決しないときには、いつでも質問に来てください」と伝えます。

　この順番で指示をしてよいことは、途中でうまくいかないことが出てきても、本人が目的に照らし合わせて考え、判断できるということです。途中でたびたび質問されることが減るメリットを感じています。

　業務を行ううえで、目的の大切さが理解できるようになったら、説明ではなく問い掛けに変えます。「これは何のためにやると思う？」「目的は何だと思いますか？」。新人ナースを育成するには効果的な会話となります。

6 その他の指導に役立つスキル

① 質　問

　質問の役割は2つあります。ひとつは自分のわからないことを知る「情報収集型の質問」。もうひとつは相手に考えさせる、気づかせるという気づきの質問「コーチング的質問」です。

　質問は、具体的にしたり、発展させたり、目標設定をしたり、現状を理解したり、相手の視点を変えたりします。そのためにオープンクエスチョンを活用すると効果的なのですが、その中で「Why（なぜ）」については、注意する必要があります。

　Why は、時系列で「過去質問」と「未来質問」に分けることができます。過去質問はすでに何かが起こった、行動したことに対する質問です。未来質問はまだやっていない、行動していないことに対する質問です。日常では圧倒的に過去質問が多いです。「なぜ気づかなかったの？」「なぜわからないのに聞かなかったの？」などは、否定されている、怒られているというニュアンスの「とがめ質問」になります。

> ▶ ホメシカ先生からのポイントレクチャー
> 新人ナースにはWhat・Howの質問に置き換える
>
> 　新人ナースが指導者や先輩から、Why過去質問で「なぜ？」と問い掛けられると、パワーバランスの違いから、怒られたり責められたりしているという受け取り方をしてしまいます。「なぜ？」では、原因を質問されているとは受け取りにくくなるので、What・Howの質問に置き換えるといいでしょう（**表2-11**）。

表2-11 WhyをWhat・Howの質問に置き換える例

Why（過去質問）	具体例
なぜうまくいかなかったの？	● **What**：うまくいかなかった原因は何ですか？
	● **How**：原因をどのように考えますか？
なぜできなかったの？	● **What**：何が障害ですか？
	● **How**：障害をどのように取り除けばいいですか？

> ▶ **ホメシカ先生からのポイントレクチャー**
> **未来質問のWhyの具体例**
>
> 　過去質問に対して、まだ行動を起こしていないことに対する
> 質問である未来質問のWhyはとても効果的です。「なぜそれを目標にしま
> したか？」「なぜその方法がよいと思いますか？」。未来質問で問い掛けら
> れると、相手は自分の価値や考え方に基づいて答えを返してきます。その
> 答えは表面的なものではなく、しっかりと考えられたものが多くなります。
> 　【上司・先輩】　「なぜそのケアがよいと思いますか？」
> 　【部下・後輩】　「AとBの2つを比較して考えると、Bのほうが患者様に
> 　　　　　　　　　とって負担が少ないと思うからです」

② リフレーミング

　自己肯定感が低い人に使える「リフレーミング（reframing)」と
いうスキルがあります。「reframe」の「re」は「再び」という意味
です。リフォーム、リサイクルの「リ」に該当します。「frame」は
「枠」です。リフレーミングは、相手のもっている枠組みを変えて、
異なる見方、考え方でとらえ直すというスキルです。

　枠組みを変えるときは、相手が否定的にとらえているものを、肯
定的な意味づけに置き換えます。自己肯定感の低い人は、否定的な
受け取り方をしがちなので、肯定的に置き換えましょう。さらに、

前向きに重い内容を軽くなるように置き換える工夫をしてみましょう。まじめな人は、否定的なものを肯定的に置き換えますが、自己肯定感の低い人にとっては、重いままでは肯定的に置き換えても受け取りにくいままです。

　新人ナースと指導者の会話にも登場します。「私、神経質なんです」。周りを気にしすぎるのは、自己肯定感の低い人の特徴です。これに対して、「細部にまで目が行き届くんですね」と返します。「神経質」と「細部まで目が行き届く」はほぼ同じ意味です。自己肯定感の低い人は、自分のことをできないとか否定的な意味で受け取りますので、ぜひ肯定的な言葉に置き換えましょう（**表2-12**）。

　リフレーミングに正解はありません。新人ナースのこの言葉にこれを返せばよいという辞書は存在しません。大切なのは相手が受け取りやすい単語や表現を使って肯定的に返すことです。

　新人ナースの否定的な発言に対して「そんなことないよ」「そのうちできるようになるから」と返しても、「そんな程度のことだ」と思っているから、会話は成立しないのです。そのような会話をするより、否定的な言葉を肯定的に大きく置き換えたほうが、まだ受け取りやすいのです。そして、皆さんから「できるだけ否定的用語を使わないようにしよう」と周囲にもぜひ伝えましょう。

表2-12 肯定的な言葉に置き換える例

状況設定	新人ナースの 元の言葉	指導者からの リフレーミング
スタッフ同士のトラブルで新人ナースが指導者に相談	「私、コミュニケーションがへたなんです」	「相手を思いやって話をするからだね」と返す。
指示された処置が遅かったときに落ち込んでいた	「そんなに早くできません」	「一つひとつ丁寧にするタイプだね」と返す。
優先順位がつけられずパニックになる	「優先順位がつけられません」	「多重課題に意識がいくようになったんだね」と返す。
最近うまくいかない	「看護に自信がありません」	「慎重、着実に考えているのね」と返す。
辞めたい気持ちと葛藤	「私、やっていけるのかな」	「やれるからここにいるのよ」と返す。

第3章

「ほめる」「叱る」「伝える」を
演習してみよう!

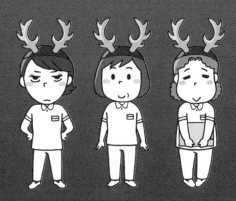

● 本章の演習は、第2章を読んだあとに進めてください。

1 「ほめる」の演習

　第2章の「ほめる」が理解できたところで、演習問題をやってみましょう。ぜひ、ほめ上手になってください。

> ### 演習 1
> 　新人Aさん。ICU勤務で救急患者も多いなか、挿管患者の口腔ケアを人一倍丁寧にしています。事実承認、存在承認を使ってほめてみましょう。

Point：受け入れ患者様が多く緊張感のある職場で、口腔ケアを人一倍丁寧にしていることです。

演習1の対応例

- 忙しいなか、患者様の口の中をとてもきれいにしてくれているね。
  【事実承認】
- 患者様が不快にならないように配慮しながら、丁寧に口腔ケアをやってくれているね。【事実承認】
- このケアなら患者様も安心でしょうね！【存在承認】

演習2

手術室配属の新人Bさん。先日、初めて手術の器械出しをしました。医師がほしい器械を予測してスムーズに渡すことができ、手術も無事に終了しました。事実承認、存在承認を使ってほめてみましょう。

Point：予測できるようにしっかり勉強しているところです。

演習2の対応例

- 手術のために毎日勉強してたんですね。【事実承認】
- 初めての器械出し、うまくできました。【事実承認】
- Bさんがオペ室配属でよかったです。【存在承認】

演習3

新人Cさん。ようやく日勤でも夜勤でも独り立ちしてきました。症状がなかなか安定しない患者様を日勤で受け持ち、夜勤の先輩へ申し送りをする際、患者様の様子をしっかりと伝えることができました。Iメッセージを使ってほめてみましょう。

Point：日勤でも夜勤でも上手にこなしているところと、先輩に漏れなく申し送りができているところの2点に注目します。

演習3の対応例

- 日勤だけでなく、夜勤もこなせるようになって成長を感じます。
- 今日の申し送りは夜勤スタッフも患者様の状態がよく理解できたと思います。コミュニケーションが上達しましたね。
- 申し送りに漏れはありませんでした。患者様のことを日中よく看ていましたね。感心しました。

演習4

新人Dさん。受け持ち患者様の静脈内注射の準備を進んでやってくれるようになり、抜かりなく完璧に準備ができるようになりました。Iメッセージを使ってほめてみましょう。

Point：静脈内注射の準備を、完璧にやってくれるようになったDさんに注目します。

演習4の対応例

- 準備をてきぱきと確実にしてくれるので、とても助かります。
- Dさんが責任もってやってくれるので、これからも安心して任せることができます。ほかのこともできると思うから任せますね。

演習5

初めて実地指導者となった入職4年目のEさん。自分自身の業務も忙しいなか、受け持ちの新人ナースの指導をがんばっています。常に新人ナースへの目配りや気配りを忘れず、実地指導者として、自分自身も成長しています。Eさんをほめてみましょう。

Point：「事実承認や存在承認」「Iメッセージ」が有効です。できるだけこの2つを使ってほめてください。ほめるときに、相手が「どんな言葉を欲しているか、認めてほしいと思っているか」を考えることが大切で、Eさんをほめるポイントは、自分自身も忙しいのに新人の指導をがんばっているところなので、この事実に対する言葉を使ってほめましょう。

Point：一般的に自分の業務もこなしつつ、新人指導も行うとなると、どちらかに偏りがちですが、Eさんは、バランスよく業務と指導を行っています。常に新人への気配りも忘れず、結果として、Eさん自身も成長したといえます。ここをほめると、Eさんはますますやる気になるでしょう。

演習5の対応例

- 実地指導者として日々がんばっていますね。
- 自分の業務だけでなく、実地指導者としての仕事もしっかりやってくれて、本当に頼りになります。
- いつも受け持ちの新人にも目配りや気配りをしてくれて、うれしいです。これからも期待しています。

  Point：さらに、Eさんが日ごろから努力していることや意識してやっていることなどをほめ言葉としてつけ加えると、「いつも見てくれているんだ」とほめられたことを自然に受け入れることができ、より効果的です。

- 日ごろから自分自身も学び、成長しようとする意欲を感じていますよ。新人ナースのモデルとして、さらにがんばってくださいね。

2 「叱る」の演習

　第2章の「叱る」が理解できたところで、演習問題をやってみましょう。ぜひ、叱り上手になってください。

> **演習6**
>
> 　新人Fさん。受け持ち患者様の名前を混同して しまい、違う患者様に内服薬を渡してしまいました。指導者であるあなたがそれに気づき、患者様が薬を飲む前に取り換えることができました。枕詞＋Iメッセージで叱ってみましょう。

Point：患者様の名前を混同して、違う患者様に内服薬を渡してしまったことは重大なミスです。注意力と責任感をもって仕事に当たるように促します。

演習6の対応例

- いま、話しても大丈夫ですか。患者様の名前を間違えるなんてFさんらしくありませんね。同じミスをしないように対策を一緒に考えましょう。
- ひとつだけ注意しますね。名前を間違えて薬を渡したのは重大なミスです。新人だからといって許されることではありません。これからは注意力と責任感をもって仕事に当たりましょう。

演習 7　　点滴の交換をしていた新人Gさん。今回から
補液を増量する指示が出ていましたが、前回と同じ量で点滴を
行いました。指導者であるあなたがそれに気づき、大事には至
りませんでした。枕詞＋Iメッセージで叱ってみましょう。

Point：補液の増量指示が出ていたにもかかわらず、前回と同じ量
で点滴を行ってしまった原因をまず確認しましょう。さら
に、重大な事故につながる可能性があったことも理解させ、
今後のミスを防ぐ意図で注意します。

演習 7 の対応例

- 確認したいことがあります。点滴の指示はどのように確認しまし
  たか。指示の確認の仕方をもう一度考えてください。
- 重要なことを言いますね。今回は大事には至りませんでしたが、
  重大な事故につながっていたかもしれません。わからないことや
  不安なことがある場合は、遠慮なく聞いてください。Gさんはよ
  くがんばっていますが、今後はこのようなミスを未然に防ぐため
  にさらに努力してください。

演習8

入職3年目のHさん。ある患者様のご家族からのクレームに対応したときに、その件を誰にも報告しませんでした。後日Hさんが休みの日に、再度その方からクレームについての話があり、ほかに誰もクレームを把握している人がいなかったため、相手の怒りをさらに増大させることとなりました。報連相（報告・連絡・相談）の大切さに気づけるように話し合います。あなたならどのように叱りますか。

Point：報告を怠ったことが指導すべき点です。一方的に叱るのではなく、Hさんに考えてもらうことが大切です。叱り方は次の順序「事実確認→患者様のご家族にどのような迷惑を掛けたのかを話し合う→改善策→叱る」で進めてみましょう。

演習8の対応例

☑話し合う内容の確認：今回はクレームの報告がなかったため、結果として患者様のご家族の怒りを増大させることとなってしまいました。その件について話し合いたいと思います。

☑事実確認：患者様のご家族からのHさんがクレームを受けた内容と、それについてHさんはどのように対処しましたか？

☑患者様のご家族にどのような迷惑を掛けたのかを話し合う

今回のことで相手にどのような迷惑を掛けたと思いますか？

今回のHさんの行動にはどのような問題があったと思いますか？

☑改善策：今後、同じようなことを繰り返さないために、どのように取り組みますか？

今後、患者様のご家族に対してどのような意識で接していきますか？

☑叱る：報告・連絡・相談は仕事をするうえでとても大切なことです。クレーム対応は病院の信用に関わることなので、小さなことでも必ず報告してください。報告があれば私もHさんをフォローすることができます。報告しやすい雰囲気づくりに、私も取り組んでいきますね。

3 「伝える」の演習

　ポジティブフィードバック、ネガティブフィードバック、サンドイッチ話法、指示に取り組んでみましょう。

> **演習9**
> 　　　　新人Iさん。点滴静脈内注射のテストに合格し、初めて患者様に一からすべて実施することができました。フィードバックで指導者の思いを伝えてみましょう。

Point：Iさんの努力の結果が実ったことについて触れます。

演習9の対応例

- コツコツと練習したことが成果になりましたね。やり続ける能力がありますね。
- 安心して見ていました。練習からIさんならできると思っていました。
- よくできました。今日のうまくいったことと、明らかになった課題を整理すると次回はもっとうまくできます。

まじめで勉強熱心な新人Jさん。提出物の期限もしっかり守る几帳面な性格ですが、実務に対してはやや受け身で、自分から「やります」という声がなかなか出てきません。指導者であるあなたはもっと積極的になってほしいと思っています。フィードバックで指導者の思いを伝えてみましょう。

Point: 「まじめで勉強熱心で提出物の期限も守れることはいいことだけど、積極性に欠けることがいまの問題ね」。このような発言では、Jさんの「まじめで熱心。提出期限も守れる」という2つの強みも、課題の指摘で全否定されてしまいます。強みと課題を区別して伝えるのが効果的です。自分自身の強みに気づかせることが優先すべき事柄です。

演習 10 の対応例

- 本当に勉強熱心ですね。私も初心に戻って一緒に学びます。

- いつも提出期限を守る、コツがあるんでしょうね。

- 自ら勉強したことや先輩から学んだことを、積極的にやってみるといいかもね。

- Jさんのいまいちばんの課題は積極性です。私はいつでもサポートの準備はできていますよ。

演習 11

新人 K さん。ドレーンの用途や種類、取り扱い
ポイントについて理解不足だったため、「勉強しておいてね」と
伝えたところ、その場でスマホを取り出して調べ始めました。
しばらく調べていたようで、「その日のうちに勉強しました」と言っ
てきました。すぐに返事がほしいわけではなく、時間のあると
きにしっかりと勉強してきてほしかったのですが、本当に理解できている
のかが不安です。フィードバックで指導者の考えを伝えてみましょう。

演習 11 の対応例

☑**悪い例（報告後）**：すぐに調べてと言ったわけでもないし、まし
てやスマホでちょっと調べて終わるようなことを指示したわけで
もないです。わからないことは落ち着いて、時間をとってしっか
り調べてほしいんです。

☑**良い例（報告後）**：すぐにひととおり調べてくれたんですね。K さ
んは何でもすぐに行動に移せるところがいいところですね。次は
具体的な例で一緒に勉強しましょう。時間は合わせますからね

演習 12

新人 L さん。輸液ポンプのセット手順を説明し
た際、ただ見ているだけで、反応も薄く、説明したことをきち
んと理解できているのかが不安です。フィードバックで指導者
の考えを伝えてみましょう。

演習 12 の対応例

☑**悪い例**：ただ見ているだけでわかったの？　次からひとりでできます
か？　わかっているのかどうか反応もないし、質問もないのかな……。

☑**良い例**：全体のイメージはわかりましたか？　L さんも同じように
説明してみてください。何かを覚えるときは、全体のイメージがで
きてから、各論を覚えたほうが早いからね。じゃあ、やってみようか。

忙しいときにいつも自分から進んで仕事を引き受けてくれる入職 5 年目の M さん。しかし、自分の委員会の業務が追いつかず休日も出勤しています。フィードバックで声掛けをしましょう。

Point：まずは、その人の強みを伝えます。こういうスタッフの存在は、上司として本当にうれしいはずです。そのたびに伝えましょう。

演習 13 の対応例

●私たち（職場）はいつも M さんに助けられていますよ。

●いつも進んで引き受けてくれますね。

Point：そして、M さんを認めながら、休日出勤までしてくれていることに気を配る伝え方についての演習です。「あなたは仕事がたまっていて休日出勤までしているけど」というありがた迷惑的な伝え方だけは、くれぐれもしないようにしましょう。

☑気を配る伝え方：M さんも忙しいのに、いつも仕事を進んで引き受けてくれますね。委員会も近づいているけど、あなたは大丈夫？何か私たちにサポートできることはある？——と、M さんを認めながら、気に掛けていることを伝えれば、M さんも自分の仕事がしやすくなるでしょう。

演習 14

明るく親しみやすい新人 N さん。患者様にも積極的に声を掛けてコミュニケーションをとっています。先日、初めて入院してきた患者様をお願いしたところ「なれなれしい」というクレームが入ってしまいました。サンドイッチ話法で伝えてみましょう。

Point：サンドイッチ話法は、「＋（肯定的）、－（注意）、＋（期待）」の順番で伝えます。「－（注意）」を伝えるときは、枕詞を使って事実を伝えます。

演習 14 の対応例

- **＋（肯定的）**：N さんは、いつも明るく親しみやすいのがいいところです。みんなが元気をもらえます。
- **－（注意）**：ひとつだけ気になることは、親しみが、なれなれしいと受け取られることが先日ありました。患者様はすべて年上の人です。少し言葉づかいを考えてみてくださいね。
- **＋（期待）**：積極的に声掛けをすると患者様は喜ばれますからね。

新人 O さん。毎日覚えることが多いなか、先輩からの説明を一生懸命メモに取っています。しかし、実際にやらせてみるとミスをしてしまいます。メモを取ることが目的になってしまい、理解できていないことが多いようです。サンドイッチ話法で伝えてみましょう。

Point：「−（注意）」を伝えるときには、I メッセージのあとに具体的なアドバイスを伝えます。

演習 15 の対応例

- ＋（肯定的）：O さんの仕事を覚えようという姿勢に私はすごく期待しています。

- −（注意）：いまのメモの取り方は工夫が必要だと思います。例えば、タスクごとに色を変えるとか、文章で書かずに箇条書きで書くとか、工夫してみてください。

- ＋（期待）：O さんは仕事を完璧に覚えようという熱意があります。メモの取り方がよくなれば、もっと活躍できると信じていますよ。

> **演習 16**
>
> 　　　　　入職 2 年目の P さん。業務にも慣れ始め、多
> くの入院患者を受け持つようになりました。患者様に点滴をす
> る際、忙しくててんてこ舞い状態になっていた P さんは、ある
> 患者様の点滴の速さを変えるタイミングを誤ってしまいました。
> 患者様の症状や容体に変化はなく、その場で先輩ナースから
> 注意を受けるにとどまりました。サンドイッチ話法で伝えてみましょう。

Point：業務に慣れてくると、やれることや任されることが増えま
　　　　　すが、いま一度立ち止まって考えることが大切です。それ
　　　　　を「－（注意）」で具体的に伝えます。

演習 16 の対応例

● **＋（肯定的）**：P さん、2 年目になって多くの患者様を受け持つ
　　　　　　　　　ことができるようになりましたね。

● **－（注意）**：慣れてきたときこそ気をつけなければなりません。
　　　　　　　　私たちの仕事はちょっとしたミスが患者様のインシ
　　　　　　　　デントにつながります。いい緊張感も仕事には大切
　　　　　　　　です。一度初心に戻りましょう。

● **＋（期待）**：P さんは確実に成長していますよ。これからもやれ
　　　　　　　　ることが増えるのを期待しています。

演習 17

　　　　　入職 2 年目の Q さんに勉強会の資料の作成を依頼します。Q さん自身にも事前学習になる、資料の作成を指示してみましょう。

Point：指示は的確さが必要です。「What（内容）」「How（方法）」「Why（目的）」を意識して指示してみましょう。

演習 17 の対応例

☑指示の 3 つの要素（2W1H）

What（内容）	● 定期的に行われている□□勉強会の資料作成
How（方法）	● 前回の資料を参考につくる。 ● 図や写真を多くしてわかりやすくする。 ● 4 日前までに作成して私に見せる。 ● できた資料は勉強会の 2 日前までに参加者にメールして、目を通したうえで出席してもらう。
Why（目的）	● 資料を事前配布することで、参加者から活発な意見が出るようにする。 ● 資料の作成は Q さん自身も事前学習になる。

- Q さんにお願いしたいのは資料の作成です。

- 目的は 2 つであります。ひとつは資料を事前に配布して、目を通してから参加いただくことで、意見を出しやすくすることです。もうひとつは、Q さんにとっても資料をつくることで、事前学習になるからです。

- つくってほしいのは、「□□勉強会」の資料です。毎回、看護部以外の他部署からも出席され、30 人を超えるとても活性化している会です。

- 資料は前回までの資料を参考に作成してください。図や写真を多くするとわかりやすいです。期限は 4 日前までに作成して私に見せてください。そのあと資料は勉強会の 2 日前までに参加者にメールして、目を通して参加してもらいます。前回は私が資料を作成したので、わからないことがあれば遠慮なく聞いてください。

122

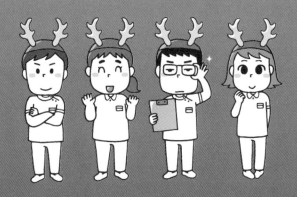

第 **4** 章

行動特性診断（BPA）と
タイプ別ケーススタディ

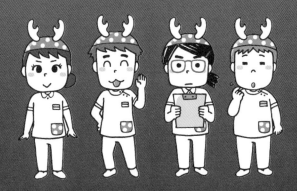

行動特性診断（BPA）を用いた他者との関わり方

　行動特性診断（BPA：behavior pattern analysis）とは、仕事における特性を大きく4つのパターンに分類（ディレクション型、アレンジ型、ロジカル型、バランス型）して活用するもので、コーチングのひとつの手法として使われます。

① BPA の活用方法

　BPA では仕事の進め方、職場の人との関わり方、人材育成、指導場面における自分の行動パターンを知ることができます。

1）自分の行動パターンを知ることで、改善のポイントがわかる

　自分の強み、弱み、課題を客観的に知ることができます。

2）初めての指導でも安心してアプローチできる

　BPA を活用すると、部下・後輩の個性や性格に応じた指導や育成を考える際に、4つの型（タイプ）をベースにアプローチできるので、初めて指導する立場になった人でも、取り組みやすくなります。

3）コミュニケーションの食い違いなどを解消できる

　自分の行動や特性だけでなく、相手の理解も深めることができるので、対人関係における性格の違いからくるズレやコミュニケーションの食い違いを解消する助けになります。

② BPA の診断

　本来、BPA では32問の質問の結果をもとに分類しますが、ここでは簡易版の8問で診断してみましょう（**図4-1**）。

図4-1 BPA設問

問 1	職場では自分から積極的にコミュニケーションをとっている。
問 2	周りからよく思われたいという気持ちが強い。
問 3	仕事では、綿密な計画を立てている。
問 4	困ったときに相談できる人間関係を多くもっている。
問 5	根拠や論理まで詳しく理解しようとする。
問 6	スピーディーに仕事を進められない人を見るとイライラする。
問 7	人間関係がうまくいくのなら、自分の意見が通らなくても構わない。
問 8	結果が出なければ、たとえプロセスがよくても意味がない。

図4-2 BPA計算の仕方

> ●問 6 ＋問 8 ＝ D　　●問 1 ＋問 4 ＝ A
>
> ●問 3 ＋問 5 ＝ L　　●問 2 ＋問 7 ＝ B

問 1 〜 8 に 3 択で答えてください。

- ○：ほぼあてはまる
- △：どちらともいえない
- ×：あてはまらない（ただし△は 3 個以下）
- ○を 2 点、△を 1 点、×を 0 点で**図4-2**の計算をします。

　最も合計点が高いアルファベット（D・A・L・B）があなたのタイプです。最高点が 2 つある場合は、次に説明する「③ BPA タイプ別の特徴」以降は 2 つのタイプを読んでください。各タイプの名称は、D：ディレクション型、A：アレンジ型、L：ロジカル型、B：バランス型といいます。

ホメシカ看護部長の
ひとこと

BPA で分類するときの注意

　部下や後輩を診断するときは、相対評価（自分と比べる）をしないように注意してください。

第 4 章　行動特性診断（BPA）を用いた他者との関わり方

③ BPA タイプ別の特徴

BPA のタイプは、次のような相関関係にあります（**図4-3**）。

p.127〜130 では、それぞれのタイプ別に詳しく説明していきます。

④ BPA 組み合わせ別の接し方

ほめる・叱るにおいて、タイプ同士の組み合わせもとても大切になってきますので、**表4-1**（p.131）で接し方を確認しましょう。

表4-1 には悪い例といい例がありますが、あくまでも組み合わせや接し方についての悪い例であり、「○○型が悪い」というものではありません。

次項からは、日常のさまざまなシーンで上司・先輩と部下・後輩のタイプの組み合わせによって変わる接し方や関わり方を、ケーススタディで学びましょう。

図4-3 BPAの相関図

目標達成を重視する

じっくり考えてから行動する

質と正確さを求め、緻密に物事を進めていくタイプ

強み 論理的に、確実な方法で、目標達成に向けて進んでいく。
弱み 自分にも他人にも要求が厳しい。

さまざまな手段を駆使して、成果を挙げようとするタイプ

強み 意志が強い。決断や行動が早い。
弱み 他人の感情に鈍感、頑固。

ロジカル型　ディレクション型
バランス型　アレンジ型

人の意見に耳を傾け、グループの調和を大切にするタイプ

強み チームワーク重視、協調的。
弱み 仕事より、人の感情や人間関係を優先する。

周りの人に影響を与え、「やる気」を起こさせるタイプ

強み コミュニケーションが好き。
弱み 目標達成の意識が低いことがある。

行動しながら考える

人間関係を重視する

1) ディレクション型（さまざまな手段を駆使して成果を挙げよう とするタイプ）

素早くよい結果を出すことを大切にし、その ために最大限の力を発揮します。目標達成に向 けて迅速に意思決定をし、周りの人をテキパキ と動かします。行動が遅い人にはイライラしま す。

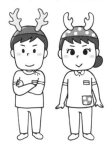

☑強 み

- 人に強く指示や命令ができる。
- 自ら主導して結果を出すことや成果を挙げることを大切にする。
- 自分で決断できる。 ● 行動が早い。
- 新しい物事に挑戦できる。 ● 意志が強い。

☑弱 み

- 人間関係より成果を重視するので冷たい人と思われることがある。
- せっかちで短気。他人の行動が遅いとイライラする。
- 言い方が断定的できつい。激しく怒ることがある。
- 他人の気持ちや感情に鈍感。
- 頑固で、他人の話を聞かないことがある。

☑ほめ方、叱り方の傾向

- 他人への承認が少ない。
- 地位や実績のある人からほめられたい。
- 遅いことや、はっきりしないことが嫌いで、激しく強い言葉で 叱ることがある。

☑キーワード

- 成果、結果、目標達成、成功、決断、効率、早い、統率、挑戦

2) アレンジ型（周りの人に影響を与え、「やる気」を起こさせるタイプ）

社交的で、人とコミュニケーションをとりながら、周りの人のやる気を高めていきます。企画や新しいアイデアを出すことが得意であり、周りの人に影響を与えながら物事を進めていきます。しかし、目標達成に強い意識をもたない一面があります。

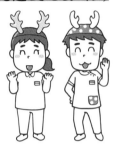

☑強　み

- 周りの人に影響を与え、やる気を起こさせるのが得意。
- 感情表現が豊かで社交的。
- 企画力や創造力が高い。
- コミュニケーション能力が高く、誰とでも友好関係をつくれる。
- 楽観的で、難しい場面でもどうにかなると思っている。
- 好奇心が強く、新しいものへの興味が強い。

☑弱　み

- 分析・検討をしないで、楽観的な結論や判断を出すことがある。
- 見方が楽観的なので、人を過大評価することがある。
- 根気に欠けるところがあり問題の本質を避けて通る傾向がある。
- 大ざっぱで、細かな「こと・もの・ルール」にうとい。
- ルーチンワークや単純作業が苦手。

☑ほめ方、叱り方の傾向

- 自分がほめられるのが好きで、人のこともよくほめる。承認で動機づけられる。
- ほめ言葉をたくさん知っている。
- 感情的に叱る傾向がある。

☑キーワード

- 創造、アイデア、楽しい、初めて、影響、有名、感覚、自由、承認

3) ロジカル型（質と正確さを求め、緻密に物事を進めていくタイプ）

正確性を重視し、根拠のある確実な情報やデータ、事実、方法に基づいて物事を進めます。周りの人にもそれを要求し、完璧をめざそうとします。そのため自分にも人にも厳しいところがあります。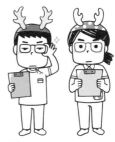

☑強　み
- 根拠のある確実な方法で、目標達成に向けて進む。
- 情報を収集・分析し、リスクを最小限にとどめようとする。
- 分析力や洞察力が高く、よく考える。
- 論理的な考え方や話し方ができる。
- ルールを大切にする。
- 正確さや質の高さを大切にし、完璧を求める。

☑弱　み
- 完璧主義で、自分にも他人にも批判的で、要求が厳しすぎることがある。
- 情報を十分にそろえて分析を行うため、判断に時間がかかる。
- 感情を表現することが苦手で、相手に気持ちが伝わりにくい。
- 自分のやり方にこだわり、ペースを乱されるのが嫌い。
- テンションが高い人を避けたがり、距離を置く。

☑ほめ方、叱り方の傾向
- 人柄よりも事柄をほめる。
- こだわりや工夫したところを見つけるのがうまい。
- 叱るときは粘着質でくどい。

☑キーワード
- 正確、情報、根拠、論理、記録、保証、精度、基準、マニュアル

4）バランス型（人の意見に耳を傾け、グループの調和を大切にするタイプ）

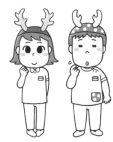

協力し合えるグループづくりをめざし、チームワークで作業を進めていきます。自分が率先して意見を言うより、まず人の意見を聞きます。意思決定には関係者や人の感情を配慮するため、決断に時間がかかることがあります。

☑強　み

- ●協調性が高く、人とのつながりを大切にする。
- ●チームワークを大切にし周囲と協調しながら物事を進めていく。
- ●聞き上手で、人の話をよく聞き、受け入れようとする。
- ●結果だけではなく、その人の努力も評価する。
- ●人に対して、気配りや配慮ができる。

☑弱　み

- ●周りの人の意見を聞きすぎて自分の意見を言わないことがある。
- ●決断したり、変化に順応したりするのに時間がかかる。
- ●できなかったときの不安や恐れが強い。
- ●遠慮がちでリスクを避けようとする。
- ●一からつくり上げていくことが苦手。

☑ほめ方、叱り方の傾向

- ●感謝やねぎらいの言葉をよく使う。
- ●人のがんばりや努力などプロセスによく気づき、そこをほめるのがうまい。
- ●相手を気づかいすぎて叱るのが苦手。

☑キーワード

- ●人、和、おだやか、気配り、安心、安定、着実、リスクを嫌う、感謝

表4-1 BPA上司・先輩と部下・後輩の組み合わせによる関わり方一覧

上司・先輩	部下・後輩			
	D ディレクション型	**A** アレンジ型	**L** ロジカル型	**B** バランス型
D ディレクション型	● 意見交換をしながら目標達成に向かう。戦ってもよい。 ● 発想とスピード感が似ているのでよい組み合わせ。	● 承認が最も少なくてよいタイプ**D**と、承認でモチベーションが上がるタイプ**A**の組み合わせなので、意識して後輩をほめるとよい（結果ではなく、その人自身をほめる）。	● 情報収集や分析のスペシャリストとして活用するとよい。 ● あまり急かさないように注意する。時間を与える。	● 威圧・高圧的な態度で接しないように注意する。 ● 部下・後輩が自己主張や意見を言えるように配慮する。 ● 気配り、縁の下の力持ちとして評価する。
A アレンジ型	● 上司・先輩のやり方に調子を合わせてくることは少ない。 ● スピード感は合うので成果に関する話題を中心にするとよい。	● 話が盛り上がってアイデアが広がっていくのはよいが、お互いに具体性・計画性のチェックが必要。	● アイデア出しが得意なタイプ（**A**）とデータを大切にするタイプ（**L**）の組み合わせ。そのうえ新しいもの好きでまず行動するタイプ（**A**）と、計画的で慎重なタイプ（**L**）の組み合わせなので、指示の出し方や途中経過の話し合いをしっかり行うとよい。	● かゆいところに手が届き、気づかいのできる組み合わせ。 ● 何でも引き受けるので仕事を頼みやすいが、あまり頼みすぎないように注意する。
L ロジカル型	● 前置きやプロセスより結論から話すとよい。 ● スピード感が違うので部下・後輩の言動を攻撃的に感じることがある。 ● チームの推進力として活用するとよい。	● 計画性の粗さにイライラすることもある。 ● アイデアが発揮できる場や自由に任せるほうが力を発揮する。	● お互いに干渉しないタイプだが、物事の進め方は合う組み合わせ。 ● 質を高める仕事を任せるとよい。	● 決められたことを着実にこなすところを評価する。 ● 人としてのつながりを大切にするので、日ごろから自己開示するなど関係性に心掛ける。 ● 感謝の言葉を忘れないようにする。
B バランス型	● 言動に少し不安を感じることがある。 ● はっきりと指示を出すことを心掛ける。 ● よく部下・後輩の話を聞くとよい。	● 着実で正確なタイプ**B**と大ざっぱなタイプ**A**の組み合わせなので自分にはないアイデア、柔軟性を生かしながら細かなチェックとサポートを行うとよい。	● ペースや正確さが似ている組み合わせ。 ● 部下・後輩が本心を明かすのに時間がかかったり、何を考えているのかわからなかったりすることに不満を感じることもあるが、気にしすぎないようにする。	● 最も気心がわかるよい組み合わせ。感謝の気持ちをいつも表すとよい。 ● ノーと言えず、抱え込みすぎてしまうことがあるので、相談にのるとよい。

事例 1 タイプ別指導育成（ディレクション型）

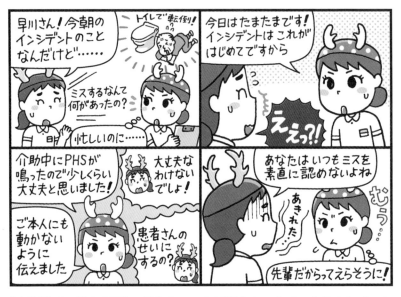

【**本事例での対応内容**】　新人ナースの早川さん。トイレ介助中にインシデントを起こしました。もともとプライドが高い性格なので、自分の失敗を素直に認めようとしません。このような新人ナースに対してどのように対応するのがよいでしょうか。

≪登場人物≫

ディレクション型
新人

早川さん

仕事が早く、プライドが高い。人の話を聞かない。

悪い例の先輩
アレンジ型

友近さん

ポジティブだが、大ざっぱで細かいことが苦手。

いい例の先輩
ディレクション型

成瀬さん

持ち前のリーダーシップを発揮し、チームの頼れる存在。

【友近さん（以下、先輩）】早川さん、今朝のインシデントの件で、いま話せる？

【早川さん（以下、新人）】はい。（心の声「忙しいんだけど……」）

【先輩】いつも仕事が完璧な早川さんがこんなミスをするなんて。新人らしいところもあるのね。

【新人】今日はたまたまです。インシデントはこれが初めてですから……。

【先輩】なんでこんなことが起こったの？

【新人】介助中にPHSが何回も鳴るので、「少しぐらいは大丈夫」だと思ってその場を離れました。

【先輩】大丈夫なわけないでしょ？

【新人】○○さん（患者様のお名前）は最近立位保持も安定してたんで、大丈夫だと思ったんです。

【先輩】勝手な判断しないで。

【新人】それに、ご本人にもひとりで動かないようにちゃんと伝えたんですよ。

【先輩】あきれた。あなた自分のミスを患者さんのせいにするの？

【新人】そんなことないです。

【先輩】だいたいあなたはいつもそう。先輩から注意されてもミスを素直に認めないよね。

【新人】それは私が悪くないのに、悪いように言われるからです。

【先輩】自分はちょっと仕事ができると思って、いい気になってるんじゃない？　今回は大事に至らなかったけど、このままじゃそのうち大きなミスをするんじゃないか心配だわ。

【新人】はい、すみません……。（心の声「先輩だからってえらそうに」）

解説 A　　インシデントの内容を叱るのではなく、早川さんがミスを素直に認めないことに話題がすり替わってしまっています。人格否定は、叱るときにやってはいけないことでしたよね。ディレクション型に「天狗の鼻をへし折ってやれ」というのはかえって逆効果です。

いい例：会話 B

【成瀬さん（以下、先輩）】早川さん、今朝のインシデントの件で、いま話せる？

【新人】はい。（心の声「忙しいんだけど……」）

【先輩】今朝の状況をいま一度教えてくれる？

【新人】はい。○○さん（患者様のお名前）のトイレ介助中に PHS が何回も鳴りました。○○さんは最近、立位保持も安定してたんで、少しぐらいは大丈夫だと思って、その場を離れました。ほんの数分だったんですが、戻ってきたら、床に倒れていました。

【先輩】「少しぐらいは大丈夫」というのは早川さんの憶測でしかないよね。

【新人】はい。

【先輩】早川さんは新人の中で能力が高いほうだと思うよ。これまではそれでこなしていたと思うけど、「きっと」「おそらく」「たぶん」は憶測でしかなく、それが事故の原因になることがあるんだよ。「これで本当に大丈夫なのか？」と常に疑問をもって、確実なことを選択するようにしなければダメだよ！

【新人】今回みたいにいろんなことが重なったらどうしたらいいんですか？

【先輩】いつも優先順位を考える必要があるよね。多重課題の研修は、もう受けたんだっけ？

【新人】受けました。学校ではひとつずつ勉強してきたので、ああやって連動したり重なったりするのは、リアルな感じがしてとても勉強になりました。

【先輩】これから現場でますますそういう場面は出てくるから、いま一度研修の内容を復習してみて。早川さんならすぐ優先順位をつけられるようになると思うよ！

【新人】はい、がんばります。（心の声「何をやればいいのかわかった！」）

解説B

　ディレクション型を叱るときは、何が悪かったのかはっきり指摘することが大切です。今回の場合、憶測で動いてしまったことをしっかり叱っています。さらに早川さんならすぐにできるというプライドを上手にくすぐる声掛けが効果的です。早川さんはインシデントをきっとプラスに変えるでしょう。

タイプ別指導育成（アレンジ型）

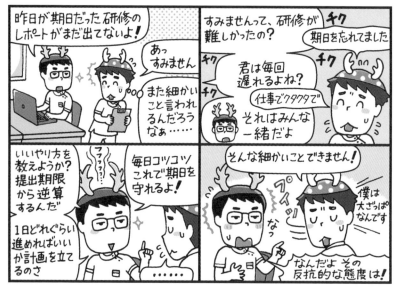

【本事例での対応内容】新人ナースの喜多さん。書類を書いたり、提出期限を守ったりするのが苦手です。今回も期限を過ぎても課題を出していません。以前からたびたび注意していますが、直りません。このような新人ナースに対してどのように対応するのがよいでしょうか。

≪登場人物≫

**アレンジ型
新人**

喜多さん

話し好きだが、細かい作業
やルーチンワークが苦手。

**悪い例の先輩
ロジカル型**

根本さん

常に冷静な判断ができるが、
他人に厳しい。

**いい例の先輩
アレンジ型**

友近さん

ポジティブ思考で、周りの
やる気を引き出すのが得意。

【根本さん（以下、先輩）】昨日が期日だった研修のレポートがまだ出て
　　　ないんだけど。

【喜多さん（以下、新人）】あっ、すみません。（心の声「根本先輩につかまっ
　　　てしまった。また細かいこと言われるんだろうなぁ」）

【先輩】　すみませんって。研修の内容が難しかった？

【新人】　そんなに難しくはなくて、研修も楽しかったです。だから、そ
　　　の日のうちに大体やったんです。あとはまとめるだけなんです
　　　けど、期限を忘れてました。

【先輩】　忘れたって言うけど、喜多さん、毎回遅れるよね。なんで期日
　　　が守れないんだ？

【新人】　家に帰ったらやろうとは思うんですよ。でも毎日仕事でクタク
　　　タで。

【先輩】　仕事を一生懸命やれば、疲れるのはみんな一緒だよ。

【新人】　はい。

【先輩】　前回も期限に余裕があるからって放置して忘れてただろ？

【新人】　そうでしたっけ？　前のことなんで忘れました。

【先輩】　毎回毎回、なんで期日が守れないんだ？

【新人】　なぜと言われましても……。

【先輩】　いいやり方があるよ。僕は新人のころ、提出期限を確認して、
　　　そこから逆算して、毎日どれぐらい進めればいいか細かく計画
　　　を立てたんだ。毎日やれば1日の量は大したことないから、疲
　　　れていてもできるよ。そのやり方で一度も期日を守れなかった
　　　ことはないから……。

第**4**章

事例2…タイプ別指導育成（アレンジ型）

137

【新人】　根本先輩は細かいから、そのやり方が合ってるのかもしれませんが、僕は大ざっぱだから、そんなに細かく計画を立てられませんし、立てたところで計画どおりには進められません。

【先輩】　なんだよ、その反抗的な態度は！　やる気がない証拠だよ。

解説 A　　普段明るいアレンジ型は、ミスを叱られると激しく落ち込んでしまいます。また、アレンジ型は細かなことを言われるのが苦手です。先輩の細かなやり方を教えても、押しつけられているように感じ、自分にはできないと思ってしまいます。

いい例：会話 B

【友近さん（以下、先輩）】喜多さん、お疲れさま。今日も元気がいいね。ところで、この前の研修のレポート出てないよ。

【新人】　あれ、ひょっとして期日過ぎてました？

【先輩】　昨日までだよ。研修のレポートは書いてるの？

【新人】　**大体できてて、あとはまとめるだけです。毎日疲れてて、ついうっかりしてました。**

【先輩】　大体のところまではできてるんだね。じゃあ、まとめて今日中に出してね。

【新人】　はい。

【先輩】　新人のうちは、毎日大変で疲れるよね。私もそうだったからわかるよ。でも、期限は守らないとね。何かいい方法はないかな？

【新人】　**同期の子たちはどんなふうにやってるのか聞いてみようかな。**

【先輩】 それはいいね。喜多さんはコミュニケーションをとるのが上手だから、いろいろアイデアを聞いたり、期日の前になったらお互いに声を掛け合ったりするのがいいんじゃない？ 喜多さんは人を引き入れたり、モチベーションを上げたりするのが得意だからみんなと一緒に取り組むといいんじゃない！

【新人】 それなら僕にもできそうです。

【先輩】 じゃあ、がんばってみようか。私も途中で進捗状況を確認するようにするね。

【新人】 ありがとうございます。（心の声 「友近先輩と話すとモチベーション上がるな。今日絶対にレポート仕上げるぞ！」）

解説B

　　友近さんは、再発を防止するために喜多さん自身にやり方を考えさせているのがいいですね。本人から出てきた答えに加えて、コミュニケーション能力が高い、みんなと一緒に取り組むという彼の強みを生かす方法を提案しているのが上手です。進捗を確認することで先輩も見守っていることが伝わり、やる気を高めています。

事例 3 タイプ別指導育成（ロジカル型）

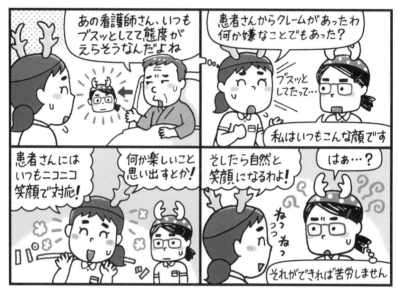

【本事例での対応内容】 新人ナースの不動さん。あまり自分の感情を表に出さないので、患者様から態度が横柄だとクレームになってしまいました。このような新人ナースに対してどのように対応するのがよいでしょうか。

≪登場人物≫

**ロジカル型
新人**

不動さん

仕事が丁寧で正確だが、感情表現が苦手でトラブルになりがち。

**悪い例の先輩
アレンジ型**

友近さん

ポジティブだが、大ざっぱで細かいことが苦手。

**いい例の先輩
ロジカル型**

根本さん

常に冷静な判断ができ、情報収集やデータ分析が得意。

【友近さん（以下、先輩）】不動さん、いま話せる？

【不動さん（以下、新人）】はい、何ですか？（心の声「わぁ、先輩エネルギー全開だな……」）

【先輩】今日、患者さんに「不動さんにお願いごとをしてもブスっとしてて、イヤイヤ引き受けて、なんか態度がえらそうだ」と言われたよ。何か嫌なことでもあったの？

【新人】そんな態度とってません。頼まれごともやりました。

【先輩】その顔なのよ！　いつも難しそうな顔をしてるよね。それがよくないと思うよ。

【新人】私はいつもこんな顔です。変えろと言われても無理です。できません。

【先輩】いい？　ナースはいつも笑顔で対応しなきゃ。暗い顔や難しい顔してたら、患者さんも嫌な気分になるでしょ？

【新人】笑顔と言われましても……。（心の声「それができれば苦労しません……」）

【先輩】何か楽しいことを思い出すとか、仕事中にちょっとしたことでもうれしいこととかあるでしょ？　そしたら自然と笑顔になるわよ。

【新人】……。（心の声「話にならないんですけど。そんなことで時間とらないでください」）

感情表現が苦手なロジカル型に無理やり笑顔をつくれといっても無理な話です。根拠のない感情論が最も通じないのがロジカル型なのです。

第4章 事例3…タイプ別指導育成（ロジカル型）

【根本さん（以下、先輩）】不動さん、少し話をしたいんですが、今日どこか都合がいい時ありますか？

【新人】いまがいいです。

【先輩】□号室の○○さん（患者様）から不動さんの対応について、クレームがありました。何か心当たりはありますか？

【新人】いえ、とくにありません。

【先輩】お願いごとをされたときのことです。

【新人】それなら覚えていますが……。

【先輩】○○さん（患者様）がおっしゃるには、不動さんが嫌そうに引き受けて、それが横柄だととられたようです。

【新人】嫌々引き受けていませんし、頼まれたことも終わらせました。

【先輩】頼まれたことへの対応は完璧でした。さすがですね。ただ、不動さんはあまり感情を表に出さないし、言葉数が少ないでしょ。それを嫌々なのかとマイナスに受け取る人もいらっしゃいます。それについてはどう思いますか？

【新人】昔から人と接するのが苦手で、誤解されることがありました。仕事でもほかの人たちは上手にコミュニケーションをとって患者様からも気に入られて……。自分にはナースの適性がないのかと思っていました。

【先輩】ナースの業務もそれぞれ特性があります。笑顔でコミュニケーションを図るのが上手な人もいれば、不動さんのように処置を正確に行うことが得意な人もいます。細かなことにもよく気づけるし。

【新人】はい、私は正確に測ったり、細かなことをしたりするのが好きです。

【先輩】私たちはチームだからいろんな人がいて、補完し合ってるんですよ。ですから、得意なところはおおいに発揮してください。

【新人】そう言われると自分もこれからナースとして頑張れそうです。

【先輩】ただ、感情表現が苦手なことで誤解されるのは、もったいないですよ。改善したほうがいいと思います。私も同じような経験があるのでどうすればいいかわかります。私は先輩から言われて３つのことを実践してみました。

【新人】教えていただけますか？

【先輩】もちろん。ひとつ目は相手の話をよく聞くようにすること。話を聞くことは相手に興味をもつということですから、相手からも好意をもってもらえることがあります。

【新人】自分から積極的に話すことは苦手ですが、聞くことはできると思います。

【先輩】いいですね。話を聞くときは相づちをうつといいですよ。相手に聞いていることがより伝わります。

【新人】相づちならできそうです。

【先輩】やってみてください。では２つ目。相手の立場で考えてみることを意識しましょう。例えば患者様の立場に立って考えてみると、どうしてほしいと思っているのか、推察することもできると思います。それと、「こういう言い方をしたら患者様はどう受け取るだろう？」と考えると、言い方も変わってくるはずです。

【新人】言われてみれば、相手も自分と同じ考え方だと思ってるかもしれません。

【先輩】そうやって自分を分析できることは、不動さんのいいところですね。だから３つ目のアドバイスは、得意な分析を生かして、自分を客観視することです。相手に誤解されるのは、相手から見た自分と、自分から見た自分に乖離があるからです。自分をじっくり観察して客観視できるようになれば、自然と相手の立場にも考えが及ぶようになります。３つともコツを見つけるといいかもしれません。

【新人】ありがとうございます。難しいですが少しずつ意識してやって
　　　みます。やってみてまた質問させてください。（心の声「私の立場
　　　を尊重してくれた会話だったなぁ……」）

解説 B　　　ロジカル型は、自分のペースを乱されるのを嫌います。
話し始めも、ロジカル型の不動さんに時間を選ばせている
のがいいですね。ロジカル型の指導は具体性が大切です。
感情論よりも事実の会話を心掛けましょう。そして、いつ
でも質問できる環境を整えておくことが大切です。

事例 4 タイプ別指導育成（バランス型）

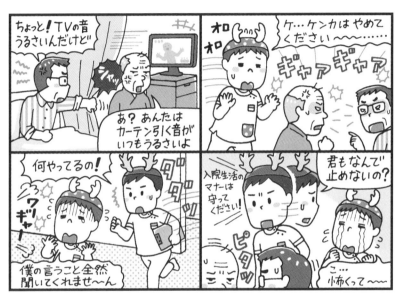

【本事例での対応内容】新人ナースの温井さん。患者様同士（Sさん、Tさん）の口げんかに遭遇して、なんとか収めようとしましたが、ますますヒートアップ。温井さんもパニックになってしまい、結局たまたま通りかかった先輩ナースが対応してくれました。このような新人ナースに対してどのように指導するのがよいでしょうか。

≪登場人物≫

バランス型
新人

温井さん

仕事がゆっくり丁寧な分、緊急時やトラブルの対応が苦手。

悪い例の先輩
ディレクション型

成瀬さん

リーダーシップがあるが、行動が遅い人にはイライラしがち。

いい例の先輩
バランス型

和田さん

縁の下の力持ちで、人の話を聞くのが得意。

悪い例：会話A

【成瀬さん（以下、先輩）】温井さん、話いいかな？

【温井さん（以下、新人）】なっ、何でしょうか？（心の声「何言われるんだろう、成瀬先輩怖いからな……」）

【先輩】さっきの○号室の患者様のケンカなんだけど、あれぐらい自分で何とかしないと。たまたま僕が通りかかったからよかったようなものの。

【新人】すみません。

【先輩】で、何が原因で揉めたの？

【新人】はい、僕が病室に入ったときにはすでにケンカになっていたんです。最初はSさんがTさんに「テレビの音が大きい」「見舞い客もうるさい」とか、そういうことを言ったそうです。

【先輩】よくあるやつだね。それで？

【新人】は、はい。そしたら、TさんもSさんに「お前のカーテンを引く音のほうがシャーシャーうるさい」と言い返したようで。そこからお互いに気に入らないところの言い合いになって。

【先輩】なんで途中で止めなかったんだ？

【新人】は、はい。僕も止めようとしたんですが、全然僕の話を聞いてくれなくて。

【先輩】温井さんは言い方がやさしすぎるから、それじゃ全然ダメだよ。

【新人】は、はい。

【先輩】「共同生活なので最低限のマナーは守っていただきます」ってビシッと言えばいいんだよ。ほかの仕事もたくさんあるんだから、そんなことに時間をかけないで。

【新人】は、はい、すみません。

解説 A　ディレクション型は、ストレートな物言いなので、新人ナースに怖がられることがあります。言葉足らずになることもあるので、相手が受け取りやすい話し方を工夫する必要があります。新人ナースの「はい」と「すみません」の返事を引き出すだけでは今後の改善につながりにくいのです。

いい例：会話 B

【和田さん（以下、先輩）】温井さん、先ほどの○号室の件で話したいんだけど、少し時間ありますか？

【新人】はい、大丈夫です。

【先輩】ありがとう。温井さんも患者様同士のトラブルに巻き込まれてびっくりしちゃったでしょ？

【新人】はい、初めてだったので、どうしていいかわからなくて。

【先輩】病室ではときどき起こることだから、温井さんの今後のためにも話をさせてください。まずはトラブルの確認からしましょう。何が起こったのか、わかっていることを教えてくれますか？

【新人】最初はSさんがTさんに「テレビの音が大きい」「見舞い客の声もうるさい」とか、そういうことを言ったそうです。そしたら、Tさんも「お前のカーテンの音のほうがうるさい」と言い返して。そこからはお互い気に入らないところの言い合いになって、そこに私が入って行きました。

【先輩】人って体調を崩したり、気分がすぐれないときは小さなことでも気になるものなんですよ。それで、温井さんはどんなふうに対応したんですか？

【新人】両者の話を聞かないといけないと思ったんですけど、全然僕の話なんて聞いてくれなくて。僕もどうしていいかわからなくなってしまいました。

【先輩】「テレビの音が大きい」「カーテンの音がうるさい」という双方の言い分は聞くことができたんですよね。

【新人】でも、なだめることはできませんでした。ちょうど和田先輩が通りかかったので、助けていただいて、本当に助かりました。

【先輩】それは気にしなくていいですよ。自分ひとりで対応できないと思ったら、慌てずにほかのスタッフを呼んでくださいね。

【新人】でも、皆さんお忙しいので、そんなことで助けを呼ぶなんて申し訳ないです。

【先輩】大丈夫。それぐらいで呼ぶなって怒る先輩なんていないですよ。だって、トラブルが大きくなることのほうがもっとよくないでしょ？

【新人】はい、そうですね。

【先輩】患者様同士のケンカは、その場で解決するものもあれば、部屋を替えるとか、ご家族を交えて話し合いをするとか、時間をかけて解決するものもあります。いずれにしても私たちみんなで協力して対応することが大切なので、今後このようなことがあったら遠慮なく声を掛けてほしいです。もっと人を頼っても大丈夫よ。

【新人】そう言っていただけて、安心しました。（心の声「和田先輩にはいつも落ち着いて話すことができる……」）

バランス型の和田さんは、新人ナースの温井さんと一緒に考えるというスタンスをとりました。温井さんは感じていることを口にすることで整理がつくタイプです。また、安心や安定を好むタイプなので、和田さんが「もっと周りを頼るといい」「チームで仕事している」ということを伝えているところが効果的です。

第 **5** 章

シーン別ケーススタディ
（事例紹介）

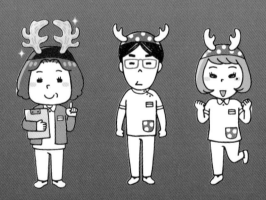

- ここからは、さまざまなケーススタディを通して、効果的な指導方法について深く掘り下げます。大事なのは、指導対象者の個性を尊重し、経験に合わせた指導をすることです。
- とくに今どきの若者には、その人の強みを伸ばし、やれたことやできたことなど肯定的な部分から会話をすることと、うまくいったことをタイミングよくほめることが大切です。こうすることで、コミュニケーションが円滑になり、もっと効果的に指導できるようになります。

事例 5 後輩が相談に来たらどうする?

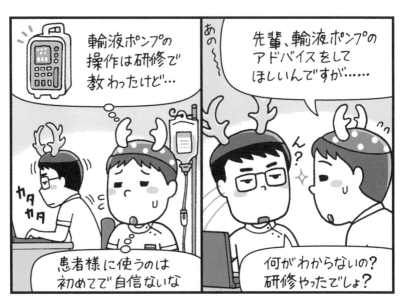

【本事例での対応内容】新人ナースの温井さんが、院内研修で輸液ポンプの操作を教わりました。実際に患者様に使うのは今日が初めてですが、自信がないので、先輩ナースに相談しました。

≪登場人物≫

**バランス型
新人**

温井さん

仕事がゆっくり丁寧な分、緊急時やトラブルの対応が苦手。

**悪い例の先輩
ロジカル型**

根本さん

常に冷静な判断ができるが、他人に厳しい。

**いい例の先輩
バランス型**

和田さん

縁の下の力持ちで、人の話を聞くのが得意。

【温井さん（以下、新人）】先輩、わからないことがあるので教えてくだ
　　　さい。

【先輩】いいよ。何を教えればいいのかな？

【新人】輸液ポンプのことです。

【先輩】具体的にはどういったこと？

【新人】実は今日初めて患者様に使うんですが、自信がありません。ど
　　　うしたらいいのかアドバイスをお願いします。

悪い例：会話A

【根本さん（以下、先輩）】みんなからの質問は、手順、計算方法、観察
　　　項目、アラーム対応が多いけど、何がわからないの？

【新人】そう言われると、全部のような気がします。

【先輩】院内研修で習ったばかりなのに、なんでわからないの？

【新人】なんでって言われても……。研修では人形を使っていましたか
　　　ら、リアリティがなかったんです。でも、実際にはハイリスク
　　　な薬剤の使用も多いし、心臓疾患の患者様、高齢者や乳幼児に
　　　も使うので、インシデントになる危険性が高くて心配です（心の
　　　声「なんでもっとやさしく教えてくれないの！　いつも根本先輩に質
　　　問すると、怒られているみたいで毎回落ち込む……」）。

【先輩】研修で習ったことをまったく覚えていないってこと？　どこが
　　　わからないか言ってくれると教えやすいんだけど。

【新人】まったく覚えていないわけではありません。手順は練習したの
　　　で、覚えています。

【先輩】なら僕がやって見せればいい？　それじゃ君のためにならない

と思うけど。

【新人】……。（心の声「今日やらないといけないから相談したけど、ほかの
　　　　先輩に聞けばよかった……」）。**根本先輩、お願いします。**

　　　　部下・後輩から相談や質問をされると、「なぜわからない
　　の？　あれだけ教えたのに！」「何度同じことを質問してく
　　るの？」など、責めるような会話になりがちです。それが
　　繰り返されると、だんだん相談しにくい雰囲気になり、心
　　理的安全性が低くなります。手技などを十分に理解しない
　　まま実践してトラブルやインシデントになったあとで、「わ
　　からないのに、なぜ聞かないの？」という会話にだけはな
　　らないように注意しましょう。

【和田さん（以下、先輩）】まず、温井さんが輸液ポンプのことをどこま
　　　　で理解しているのかを教えてくれますか？

【新人】はい。院内研修では、ひととおりの手順と、速度計算の仕方、
　　　　設置方法、患者様への声掛けなどを教わりました。頭では理解
　　　　したつもりなのですが、ハイリスクな薬剤の使用が多いので、
　　　　ちょっとしたミスが大きな事故につながることが心配です。

　　　　まず新人ナースの理解している事柄から確認します。

いい例：会話 C

【先輩】いろいろ研修で学んだんですね。流れは見学しましたか？

【新人】一連の流れは見学しましたが、研修では人形を使っていたので、実際の患者様に使うとなると、うまくいくのかどうか不安です。

さらに研修の内容を確認し、どこまでわかっていて、どこが理解できていないのかをはっきりさせます。

解説 C

いい例：会話 D

【先輩】実践するときに不安があるということですね。温井さんのことだから知識は勉強して身についていると思います。不安があるなら、横で見ながらアドバイスをするので、実際に患者様のところに行ってやってみましょうか。できるようになるには経験が最も大切になります。その前に、もう一度手順と大切なポイントを整理しておいてくださいね。わからないことは悪いことではないので、一緒に確認しながらやっていきましょう。温井さんの積極的な取り組みを応援しますからね。

【新人】はい、ありがとうございます。

初めて実践することに力づけを行い、アドバイスを送ります。

解説 D

ホメシカ看護部長の
ひとこと

わからないことについて相談されたときは、
まずどこまでわかっているのかを確認する

部下・後輩からわからないことについて相談されると、最初に「どこがわからないの？」と質問してしまいがちです。しかし、新人ナースにとっては、どこがわからないかを特定して説明するのは難しく、逆にわかっているところや自分で調べてみたことを言葉にするほうが簡単です。そのため、まずはどこまでわかっているかを確認するようにしましょう。このほうが、指導する側とされる側のギャップが少なく、的確にアドバイスできます。

事例 6 新人ナースのやる気を引き出す定期面談

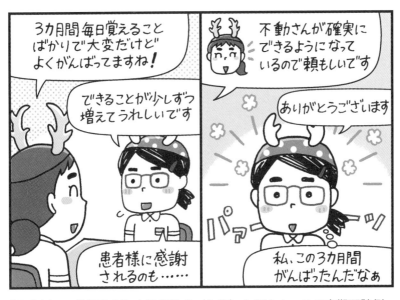

【本事例での状況設定】実地指導者（先輩）と新人ナースの定期面談例。

≪登場人物≫

**ロジカル型
新人**

不動さん

仕事が丁寧で正確だが、感情表現が苦手でトラブルになりがち。

**実地指導者の先輩
アレンジ型**

友近さん

ポジティブ思考で、周りのやる気を引き出すのが得意。

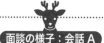

面談の様子：会話 A

【友近さん（以下、実地指導者）】不動さん、お疲れさま。

【不動さん（以下、新人）】お疲れさまです。

【実地指導者】今日は時間をつくってくれてありがとう。毎日、覚える
　　ことが多くて大変だけど、よくがんばっていますね。

【新人】ありがとうございます。

解説 A　　面談はいきなり本題に入るのではなく、まずねぎらいの
言葉を掛け、気楽に話ができる雰囲気をつくります。面談
は話し合うのが目的です。新人ナースは即答できるわけで
はないのでゆったりとした雰囲気でゆっくりスタートを切
ることを心掛けましょう。最後までオープンな姿勢をとる
ことが、新人ナースの緊張感をやわらげます。

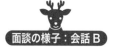

面談の様子：会話 B

【実地指導者】今日は入職して 3 カ月間のことを一緒に振り返る時間に
　　したいと思います。

【新人】はい。

解説 B　　初めに面談の目的を伝えます。面談者は、これから何の
目的で話し合っていくのかわかっていますが、新人ナース
は理解していないことがあります。面談の目的は今回のみ
ならず、どのような面談でも必ず伝えます。グランドルー
ルです。

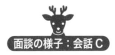

面談の様子：会話 C

【実地指導者】面談の時間は 30 分くらいです。ゆっくり話し合いましょ
　　　う。3 カ月間で、できるようになったことを振り返って、その
　　　あとに今後の目標や課題も明確にしましょう。

解説 C
　　　あらかじめ面談の時間の見通しと面談の流れを伝えます。時
間や流れがわかると新人ナースは安心できます。これからの話
し合いのイメージを共有します。面談の流れは、話す順番と主
な項目だけで十分です。この面談は、業務をとおして、どのよ
うな体験、気づきや学びがあるのかに焦点を当てていきます。

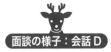

面談の様子：会話 D

【実地指導者】入職して 3 カ月間の感想を教えてください。
【新人】スタッフや患者様と意思の疎通ができるようになってきました。

解説 D
　　　まず 3 カ月間の感想から尋ねます。新人ナースの立ち位置（気
持ち）を知ることが大切です。実地指導者は新人ナースと日々
一緒に仕事をしているので、いまの状態をわざわざ聞かなくて
もわかります。新人ナースのモチベーションが下がっていると
きは、いまの状態を尋ねにくく、尋ねないようにしてしまうもの
です。しかし、新人ナースの立ち位置がわからずによい面談に
はなりません。仮に新人ナースが「しんどいです」「辞めたいで
す」というような言葉を口にしたとしても、「辞めたいと思うほ
ど日々真剣に仕事に取り組んでいるんですね」と受け取ってお
けばよいのです。「受け取ること＝認めること」ではありません。

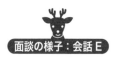

【実地指導者】まずは３カ月間、「がんばったこと」「できるようになったこと」「うれしかったこと」は何ですか？

【新人】できる技術が少しずつですが増えてきました。先日、受け持ちの患者様から感謝されたのがとてもうれしかったです。

解説E

　面談の前半は新人ナース本人のできているところ、うまくいっていることから質問していきます。うまくいっていることをできるだけたくさん引き出すことがこの面談のポイントです。面談の３分の１の時間を充てます。忙しい毎日のなかで忘れがちなことを少しずつ思い出させ、取り組めたことやできたことを本人に言わせることが大切です。

　「３カ月の間にがんばったことは何ですか？」

　「○○ができるようになってうれしかったということはありますか？」

　「患者様から言われた言葉や関わりでうれしかったことはありますか？」

　「ほかにもありますか？」「具体的に教えてください」の２つの質問を使うと、新人ナースがたくさん話せます。事実承認や存在承認、Iメッセージを伝えながら聞きましょう。

　１年目の後半になれば、「看護のおもしろさは何ですか？」「看護のやりがいを感じますか？」などの質問も効果的です。

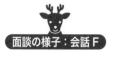

【実地指導者】不動さんが確実にできるようになっているので、頼もし

く思っています。

【新人】ありがとうございます。でもまだまだです。

解説 F　面談Ｆで新人ナース自身が口にしたことと重複しても構
いませんので、指導者から「この３カ月で確実に成長して
いるよ」という思いをＩメッセージで伝えます。

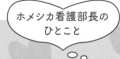
ホメシカ看護部長の
ひとこと

できていることを気づかせて、 モチベーションを上げる

　できていることを振り返ることで、新人ナースがたくさんできるよう
になったことに気づければ、自己肯定感が上がります。モチベーション
もアップして、辞めたい気持ちの低減につながります。新人ナースは日々
の業務や提出物で手いっぱいで、毎日叱られ、覚えることもたくさんあ
り、頭が混乱しているだけなのです。それを面談でほぐしていき、成
長を実感できるようにサポートします。会話上手になるポイントは、面
談のときだけでなく、普段から初頭効果を意識して会話することです。

▶ ホメシカ先生からのポイントレクチャー 初頭効果

　初頭効果（Primacy effect）とは、人は最初に聞いた・見た
情報を記憶しやすいという現象のことです。つまり、初めに出てきた情報
は、あとに出てきた情報よりも記憶に残ります。会話では初頭効果は強く表
れ、最初に「できている」という肯定的な部分を話すことで、よいイメージの
まま会話を続けることができます。相手のことを好意的にとらえます。その
後、「できていない」ことを話し合っても、課題を肯定的に前向きに考えるこ
とができます。さまざまな会話シーンで初頭効果を意識して話しましょう。

第
5
章

事例６…新人ナースのやる気を引き出す定期面談

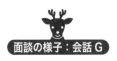

面談の様子：会話 G

【実地指導者】不動さんのいまの目標は何ですか？

【新人】もう少し自分で考えて動けるようになりたいです。事実だけでなく、アセスメントしたことも報告できるようになりたいと思っています。

【実地指導者】それができるようになったら、どうなると思いますか？

【新人】もっと先輩たちの役に立てると思いますし、ナースとして少し前進したかなと実感できそうに思います。

解説 G

　　行動計画を話し合う前に効果的なのが、達成イメージを話し合うことです。脳は「できる」という肯定的なイメージをもつと行動が促進されます。「これができたらいいなあ」「これができたら自分のプラスになるなあ」と思うことができれば、行動に移しやすくなります。新人ナースは口に出さなくても、「自分が指導者や先輩に迷惑を掛けている、手を煩わせている」ということを知っています。「それができるようになったらどうですか？」と質問すると、「少しは皆さんに恩返しができると思います」「ずいぶん長い間習得できていないので自信になると思います」などの言葉が返ってきます。すなわち目標に対してのモチベーションが上がります。よいイメージができるように答えを引き出すのが、コーチングのビジュアライズという手法です。

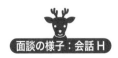

面談の様子：会話 H

【実地指導者】具体的にはどのように取り組んでいきますか？

【新人】自分で考えて動けるようになるために自己学習をがんばります。

【実地指導者】私に何かサポートできることはありますか？

【新人】またわからないことがあったら、聞いてもいいですか？　それ
　　　　と、時間のあるときにアセスメントのポイントを教えてくださ
　　　　い。

【実地指導者】もちろんです。不動さんはコツコツ仕事や勉強に取り組
　　　　んでいるから、応援していますよ。いつでも必要なときに声を
　　　　掛けてください。

【新人】よろしくお願いします。

解説 H　　指導者としての支援のスタンスから行動計画を立てま
す。明日からどのように取り組むのか、いつまでに達成す
るのかを明確にしていきます。新人ナースとの面談は、毎
月行うことが好ましいのですが、少なくとも定期的に 1 カ
月目、3 カ月目、6 カ月目、9 カ月目、入職から 1 年後に
実施することをおすすめします。

ホメシカ看護部長の
ひとこと

**改善が必要な事項や目標が
指導者の思いとズレている場合の対応**

　指導者から見て改善が必要な事項や面談 G の目標（p.162）が指
導者の思っているものとズレている場合は、面談 G で新人ナースが答
えたあとに提案します。次のように、枕詞＋ I メッセージの形で伝え
るとよいでしょう。

● 「今日はせっかくの面談の機会なので、不動さんに次のステップに
　進んでもらいたいことを提案してもいいですか？」

● 「○○○も目標に加えてください。○○○の目的がわかり、できる
　ようになるともっと成長すると思います」

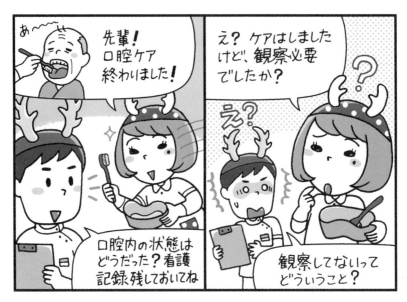

【本事例での対応内容】先輩ナースは PNS のパートナーである新人ナースの新開さんに患者様の口腔ケアを行うように指示しました。新開さんは口腔ケアを実施し、終わったことを先輩ナースに報告しました。しかし、新開さんには依頼した目的が理解できていなかったようです。改めて指示を徹底します。

≪登場人物≫

トラブルの多い新人

新開さん

不注意なミスが多く、トラブルを起こしがち。

悪い例の先輩 ディレクション型

成瀬さん

リーダーシップがあるが、行動が遅い人にはイライラしがち。

いい例の先輩 ロジカル型

根本さん

常に冷静な判断ができ、情報収集やデータ分析が得意。

【新開さん（以下、新人）】先輩、口腔ケアが終わりました。

【先輩】口腔内の状態はどうだった？　看護記録にも残してね。

【新人】ケアはしましたが、観察は必要でしたか？

【先輩】観察していないってどういうこと？

【新人】口腔ケアをするように指示されたので、ひととおりケアをしました。

悪い例：会話 A

【成瀬さん（以下、先輩）】普通はケアをしながら患者様の状態を観察す
　　　るでしょ？　患者様の状態も観察せずにケアをしてるの？

【新人】口腔ケアって言われたので……。

【先輩】口腔ケアって指示したら、普通はそれに伴うことは全部でしょう！
　　　報告から記録まで入ってるよね。学校や研修で何習ったんだ！

【新人】私、ちゃんとやり方を覚えています。

【先輩】それじゃ器質的口腔ケアにすぎないよね。僕がしてほしいのは、
　　　機能的口腔ケアも含む口腔ケアだから。

【新人】……（無言）。

【先輩】口腔ケアの目的がまったくわかってないよね。明日もやっても
　　　らうから口腔ケアのマニュアルを今日中に覚えなおしてきて。
　　　何のためにやるのか、目的は必ず理解して！

解説 A　　先輩ナースの成瀬さんが指示した口腔ケアと新人ナース
の新開さんが実施した口腔ケアでは大きな開きがあるよう
です。指示した側と指示された側ではケアの幅が違ってい
ます。先輩ナースにとっての「普通」の部分を、指示する
際に確認する必要があったようです。

第

5

章

事例 7 … 新人ナースに指示するときには目的が大切

【根本さん（以下、先輩）】 そうなんだ。僕の指示の仕方がよくなかったのかもしれないね。僕が指示したのはもう少し違う目的もあるんだけど、わかる？

【新人】 目的ですか？

【先輩】 そう、目的。新開さん、僕たちの仕事やケアの一つひとつには、目的があるんだよ。新開さんには新人のうちから目的を考えながら、仕事をする習慣をつけてほしいんだ。

【新人】 ……（無言）。

【先輩】 目的を理解していると、いつもとは違うことが起こったり、迷ったりしたときに、対処できる確率が上がるんだよ。今日の口腔ケアのケースで考えてみよう、いいかな？

【新人】 はい。

【先輩】 患者様への口腔ケアの目的は何だと思う？　器質的口腔ケアだけではなく、機能的口腔ケアも含んだ口腔ケアの目的は何かな？

【新人】 虫歯や歯周病の予防とか誤嚥性肺炎の予防です。きれいにすることで、口の細菌を減らすことができて、細菌が原因となる誤嚥性肺炎を防ぎます。唾液の作用を引き出すこともできます。

【先輩】 ほかにもあるかな？

【新人】 ……（無言）。

【先輩】 廃用症候群予防、口腔周囲筋群のストレッチ、脳の活性化などになるし、何よりも口腔内を観察して、異常の早期発見につながることだね。そのために口腔ケアのマニュアルをいま一度確認して、まず目的を理解することだね。

【新人】 はい。

【先輩】 目的を理解したら、手順をマニュアルどおり行えるようになる

こと。手順を言うからね。目的を理解していると、何をするのか、どういう手順がいいのか、どこまでやれば指示されたことの終わりなのかがわかると思うよ。

①患者様の病状やADLから必要な介助量（部分介助・全介助）をアセスメントする。

②患者様の状態および口腔内の状態に合わせた物品を準備する。

③患者様に口腔ケアを行うことを説明する。

④体位を整える。

⑤口腔ケアを実施する。実施中は口腔内の状態に異常がないか観察する（口腔内の乾燥の有無、乾燥痰・剝離上皮の付着・舌苔の有無、義歯の適合性、歯肉出血、食物残渣の有無、アフタの有無、など）。

⑥物品を片づけて患者様の身の回りを整える。

⑦患者様に口腔ケアが終了したことを伝える。

⑧実施したことを先輩に報告し、口腔内を含めた患者様の状態を記録する。

【新人】目的を理解していると、今までより具体的に何をすべきかがわかりました。口腔ケアだけでなく、その目的を理解することが大切なんですね。

【先輩】先輩から指示されたら、その人に目的を確認する習慣をもつのもいいと思うよ。

解説B 　今回の事例では、指示するときに目的を理解してもらうことの重要性がわかります。「指示」をする際は2W1Hで伝えます（第2章）。「Why（目的、なぜ）」「What（何をする）」「How（どのように行う）」。大切なのは何のために行うのか、目的を伝えて新人ナースに理解してもらうことです。目的が明確であれば、新人ナースも考えながら業務を行うことができます。患者様ありきの仕事なので、指示したとおりに業務が進むことは少ないものです。いつも目的から考えられるように指導しましょう。

ホメシカ看護部長の
ひとこと

指示の順番は「Why」から

　新人・若手ナースの不満のひとつに、上司や先輩の指示がわかりづらいことがあがっています。今どきの若者は、何のためにやるのか、その理由が明確なほうが動きやすいのです。「これやっておいて」「こんなふうにお願いね」では、動きません。やる理由、変更する理由が具体的にわからないと指示されたこと以上のことをやりません。目的を伝えたあとに、理解できたのかを確認するとさらにいいですね。

確認するといつも「大丈夫です」と返事をするが、実際は大丈夫じゃない新人ナース

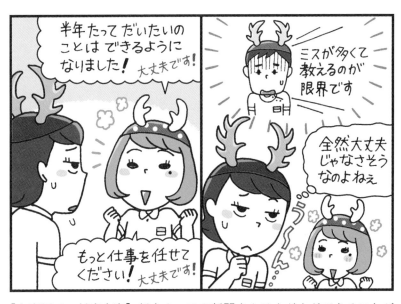

【本事例での対応内容】新人ナースの新開さんはまだまだできることが少なく、確認するといつも「大丈夫です」と返事します。しかし、言われたことができない、言ったことも忘れるなど不注意なミスが多いです。毎回同じような指導ばかりしている先輩たちがついに音を上げてしまい、師長に「何とかしてほしい」と訴えてきました。

≪登場人物≫

トラブルの多い新人
新開さん
不注意なミスが多く、トラブルを起こしがち。

悪い例の師長厳しい性格
鬼山師長
気が強く、師長の中でいちばん怖いと恐れられている。

いい例の師長おだやかな性格
穂田師長
いつもにこやかでおだやかな性格。

【鬼山師長（以下、師長）】新開さん、少しは仕事に慣れましたか？

【新開さん（以下、新人）】半年たってだいたいのことはできるようになりました。同期はいろいろ大変みたいですが、私は全然問題ありません。

【師長】指導者とアビリティチェックシートに従って、計画を立てながら進んでいますよね？

【新人】師長も指導者や先輩たちに言ってくださいよ。受け持ちの患者さんが3人と少ないので、もっと増やしてくださいと言っているんですが、皆さんから「焦らなくても少しずつ受け持ちを増やしていきましょう」と言われて残念です。もっと担当したいです。

【師長】いま、どんなことをやっていますか？

【新人】保清、採血時の医師介助、抗生剤投与などのケアです。

【師長】それだけですか？　それはどちらかというと新開さんは看護ができていないということになりますね。

【新人】だって、先輩がやらせてくれないからです。

【師長】実は今日声を掛けたのは、指導者や先輩も少し困っていて、私に何とかしてくれと言ってきているんです。

【新人】私はやる気があります！　やらせてもらえないからできないんです。

【師長】仕事を任せるときに「大丈夫？」と確認すると、新開さんはいつも「大丈夫」って答えるのに、実際にやってみると理解していないようでミスが多いって言っていました。大丈夫じゃないのに、なんで大丈夫って言うんですか？

【新人】そのときは大丈夫だと思ったから、大丈夫って言ったんです。

【師長】指導者や先輩たちから新開さんへのフィードバックをまとめました。頼まれたことを忘れる。採血ができない。指摘するとすぐに泣く。毎回初めてのときと同じくらい説明や指導が必要。点滴の接続が外れて逆血が起こっているのに、外れたルートを患者様に持たせたまま放置して、「ドクターに連絡してください！」と報告してくる。これらは、ほかの新人はとっくにできていることばかりです。そして言い訳ばかりして指導や注意を聞き入れないので、本当に困っているそうです。あなたの仕事をみんながフォローしていることを自覚していますか？

【新人】私はちゃんとできています！

【師長】たとえ、できていないことがたくさんあって処置が遅くても、一生懸命がんばる新人のことは、応援したいと先輩たちは思っていますよ。自分たちも指導者や先輩にたくさん指導してもらいましたからね。あなたのように指導するたびにイライラした態度をとられたり、すぐ泣かれたりすると、指導する側も疲れてしまいます。そこを直してください。わかりますよね。そして聞いても忘れるようだったら、しっかりとメモをとってくださいね。

【新人】……。（無言）

解説Ａ　相手がどんな人でも、「できる人」と信じて関わる必要があります。いいところがないと思う前に、針の穴からでもその人のいいところを見つけるというあり方が指導者に求められます。必ず目標達成ができる、課題解決ができると信じて関わっていきましょう。

ホメシカ看護部長の
ひとこと

できていないことに焦点を当てるのではなく、その人そのものに、成長に着眼する

「何ができていないか、何が課題か」に焦点を当てると、指導する側は苦しくなります。とくに知識や技術、経験に乏しい新人ナースにはなおのことです。その人そのものや成長に着眼しましょう。そうすることで、その人がどんな人であり、何に興味があるのか、何に成長が見られるのかが少しずつ見えてきます。もちろん、本人に少しでも成長が現れたらほめることを忘れず、継続的にフォローしていきましょう。

いい例：会話B

【穂田師長（以下、師長）】新開さん、少しは仕事に慣れましたか？

【新人】半年たってだいたいのことはできるようになりました。同期はいろいろ大変みたいですが、私は全然問題ありません。

【師長】そうですか、自分自身で成長を感じているのですね。

【新人】ありがとうございます。

【師長】成長している新開さんと、今日は２つのことを話し合いたいのですが、いいかしら？

【新人】はい。

【師長】ひとつは自分のいいところについてです。

【新人】私の長所は元気なところです。人見知りしないので誰とでもコミュニケーションがとれます。与えられた仕事は責任をもってやります。あとは、同期は悩むことが多いらしいですが、私はすぐに立ち直れます。

【師長】そうなんですね。元気なエネルギーは、スタッフや患者様にも与えることができるのでいいですね。コミュニケーション能力は、患者様のアセスメントに役立ちますし、スタッフと仕事をしていくうえでの強みにもなります。

【新人】はい。

【師長】ところでアビリティチェックシートでは、何割ぐらい進んでいますか？　そして、いまの課題は何ですか？

【新人】私はどんどん進めたいんですが、やらせてもらえないことがあるので、3割ぐらいだと思います。

【師長】半年で5割ぐらい進捗することが求められるので、少し遅れているようですね。どうしたら取り戻せそうですか？

【新人】実践です。でも、先輩たちにお願いしてもやらせてもらえません。

【師長】そこが課題のようですね。もうひとつの話し合いはそこです。なぜ先輩たちは許可が出せないのか、考えたことはありますか？

【新人】お願いしているだけで、理由は考えたことがありません。

解説 B

　指導していくうえで2つの視点で会話をする必要があります。ひとつはできているという肯定的な部分、もうひとつはできていないところです。新人ナースの場合は、できている事柄は非常に少ないと思いますが、それでも会話は初頭効果（p.161）をねらって、肯定的な部分から始めます。

いい例：会話C

【師長】では、こんなふうに考えてみてください。来年も新人が入ってきます。新開さんはどんな後輩だったら、教えたくなりますか？いろいろあると思うけど、考えてみてください。

【新人】難しいです。

【師長】ゆっくりでいいから、思いつく順に言ってみてください。

【新人】笑顔で素直な人。あいさつができて礼儀正しい人ですね。あと
　　　　仕事を覚えるのに一生懸命で、進んでやらせてくださいという
　　　　人にも教えたくなります。

【師長】笑顔、素直、あいさつ、礼儀正しい、仕事に一生懸命で積極的。
　　　　６つも出たわね。私だったらあと２つ、感謝ができる人、真剣
　　　　な態度で接する人ですかね。あなたは、先輩たちにかわいがら
　　　　れる新人ナースの要素を、きちんとわかっているんですね。

【新人】そういうふうに聞かれて、いま初めて考えました。

【師長】いま言った８つの要素を、今日から取り入れることはできます
　　　　か？

【新人】自分はできていないところが多すぎるので、いきなり全部は無
　　　　理ですが、少しずつやってみようと思います。

【師長】最初に意識したほうがよいと思うことは何ですか？

【新人】笑顔はできているので、素直からかなぁ。わからないことや心
　　　　配なことは先輩に聞いて、指導やアドバイスを素直に受け入れ
　　　　るようにしたいと思います。あとは教えてもらっていることに
　　　　感謝することです。いままでしていませんでした。私はできて
　　　　いるのになぜやらせてくれないの、とすねていましたから……。

【師長】そうですね。「大丈夫じゃない」と言っていいんですよ。「わか
　　　　らないです」と先輩に素直に相談するといいです。新人はわか
　　　　らないという前提で関わっていますから。逆にわかっているふ
　　　　りをされると、ミスやトラブルにつながることもありますから
　　　　ね。
　　　　先輩たちも新開さんのために時間を使って指導してくれている
　　　　ので、人として感謝は大切ですね。

【新人】素直と感謝からやってみます。

【師長】最後にひと言いいですか。あなたにもいずれ後輩ができて、指導する立場になります。先輩たちはあなたを一人前のナースにしようとがんばっているので、その思いはくんであげてほしいです。それがきっと後輩が入ったときに役に立つはずです。

【新人】はい。

解説C　今回の穏田師長は、「メジャーリング」「視点を変える」という2つのスキルを用いました。メジャーリングは、目標に対していま現在どこまで進んでいるかを数値化し、そして目標達成のために何をしていくとよいのかを気づかせるスキルです。また、視点を変えて、「どんな後輩だったら教えたくなりますか?」と新開さんに尋ねて考えさせ、複数の要素を出させているのも効果的でした。

ホメシカ看護部長のひとこと

答えに詰まったときには

新人ナースは、緊張したり、考えたことのないような質問をされたりすると、答えに詰まることがあります。そのときには、「ゆっくりでいいから考えてみましょう」「思いつくことから、順不同でいいので言ってみてください」とやさしく水を向けてみましょう。ひとつ答えるとふた言目も出てきやすくなります。

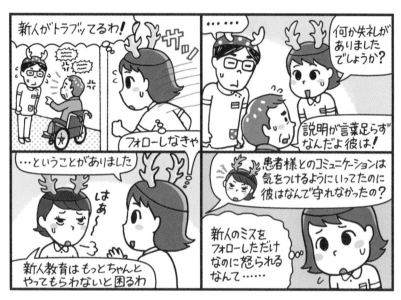

【本事例での対応内容】先輩ナースの和田さんが、病棟を見回りしているときに、新人ナースの塩見さんが患者様とトラブルになっている場面に出くわしました。和田さんが丁寧に対応したことで患者様の怒りは収まりましたが、和田さんは今回の件を上司に報告しました。

≪登場人物≫

**バランス型
先輩**
和田さん

人の話を聞くのが得意。自分の意見を発言するのが苦手。

**悪い例の師長
厳しい性格**
鬼山師長

気が強く、師長の中でいちばん怖いと恐れられている。

**いい例の師長
おだやかな性格**
穏田師長

いつもにこやかでおだやかな性格。

【和田さん（以下、部下）】師長、いま、お時間少しだけよろしいでしょうか？

【師長】はい、大丈夫ですよ。

【部下】報告したいことがあります。

【師長】何かありましたか？

【部下】先ほど廊下を歩いていたら、同じチームの新人の塩見さんが、患者様に怒られている場面に出くわしました。

【師長】塩見さんが、どうかしたの？

【部下】塩見さんが朝、患者様に検査時間を伝えていたんですが、別の仕事が押して予定の時間を大幅に遅れてしまいました。急いで病室に行って検査にお連れしようとしたようですが、そのときの説明が言葉足らずでよくなかったみたいで、患者様を怒らせてしまったようです。

【師長】それで、どう対応したの？

【部下】塩見さんは、初めて患者様から怒られたことで畏縮して沈黙していました。そこで私が代わって患者様に事情を説明しました。患者様も、朝から痛みでイライラしていたところに、言葉足らずな説明を聞いて怒ってしまったようです。いま患者様は、私の説明に納得して、塩見さんと一緒に検査に行かれました。

悪い例：会話A

【鬼山師長（以下、師長）】和田さん、塩見さんは何と謝ったのかしら？患者様を怒らせるなんていちばんダメなことよね。日ごろの塩見さんの言葉づかいはどうなの？

【部下】その場にいなかったので、何と言ったか知りませんが、塩見さんの言葉づかいは、特別に悪いわけではありません。

【師長】前にもあなたのチームで患者様を怒らせたことがありましたね。そのときもチームで話し合ったんじゃなかったの?

【部下】はい、話し合って、患者様とのコミュニケーションには、とくに気をつけようと確認し合いました。

【師長】みんなで話し合ったことは、守らなければいけませんね。なんで守れなかったんですか?

【部下】……。(心の声「ミスをフォローしただけなのに、なぜ怒られるの!」)

【師長】それと新人教育はもっとしっかりやってもらわないとね。

【部下】……。(心の声「怒られるのなら、フォローしなければよかった」)

【師長】何を黙っているの! 患者様からすれば、新人もベテランも関係ないので、しっかりしてくださいね。今回のことは塩見さんの指導者にもよく言っておいてください。

【部下】わかりました。(心の声「もう報告には来たくない、早く立ち去りたい」)

解説 A 　新人ナースのミスを丁寧な対応でフォローした和田さんは、ねぎらわれるどころか、指導が悪いと鬼山師長から叱責されました。この対応では、和田さんのモチベーションが下がってしまいます。

いい例：会話 B

【穏田師長（以下、師長）】和田さん、忙しいのに対応してくれてありがとう。よい対応をしてくれたようですね。

【部下】ありがとうございます。塩見さんは患者様に初めて怒られたので、どうしていいのかわからず固まっていました。

解説 B　　　まず適切な対応をした和田さんをほめて、ねぎらいます。

いい例：会話 C

【師長】ところで、塩見さんは患者様にどのように説明していたんですか？　和田さんはどのように対処してくれましたか？

【部下】まず私から時間に遅れたことと、言葉づかいの両方をしっかりとおわびしました。塩見さんは時間を忘れていたわけではなく、ほかの患者様の処置や検査に時間がかかったことで、伺うのが遅くなってしまったことをお伝えして理解をいただきました。

【師長】代わりに謝ってくれたんですね。申し訳なかったわね。

【部下】患者様も「朝から痛みがひどくってイライラして少し言いすぎた」と謝罪してくれましたので、おわびの気持ちが通じたんだと思います。

解説 C　　　最初に和田さんが患者様に対応してくれたことや、どのようなコミュニケーションをとったのか、肯定的な事柄（できたこと）から質問していき、ほめながら聞きます。

いい例：会話D

【師長】今後、塩見さんが同じ失敗をしないように、どのように指導したらいいと思いますか？

【部下】以前に私も経験したことなんですが、患者様の気分や体調によって、同じ言葉づかいでも大丈夫だったり、怒らせてしまったりすることがあります。新人もわかっていると思いますが、いま一度理解しておくように伝えます。このようなケースではどのようにコミュニケーションをとればよいのかをいくつか提案してから、具体的にアドバイスをしたほうがよいと思います。

【師長】今回のケースは、新人だけに言えることではありませんね。うちの病棟で、何か対策を考えられますか？

【部下】それなら明日にでも、新人に若手スタッフも数人加えて、勉強会という形で指導します。それとは別に、塩見さんと個人的に話してみます。

解説D 　今回のトラブルは、和田さんの指導能力向上の機会ととらえ、適切な対応をした和田さんに、新人ナースの指導方法や病棟で統一して実施したらよいことを考えてもらいましょう。

いい例：会話E

【師長】それはいいアイデアですね。個人的に指導するよりも複数の中のひとりとして指導するほうが受け取りやすいかもしれませんね。また、今回の件で塩見さんは落ち込んでいると思うので、個人的にフォローをお願いしますね。

解説 E　　報告・連絡・相談の場面は、そのつど学びの機会です。できるだけ当事者に考えてもらうことを原則として、現場での対応力や業務改善の意識を養っていきます。今回の問題で適切な対応をしてくれた和田さんにしっかり考えてもらったあとに、上司として提案やアドバイスがあれば最後に伝えます。

ホメシカ看護部長の
ひとこと

報告・連絡・相談（報連相）は、部下と一緒に考える機会にする

　私たちは起こった出来事を2つの視点で見ることができます。「なぜそんなことをやってしまったのか」と「患者様に迷惑を掛けたことはよくないが、よくフォローしてくれた」という視点です。私たちの見ている視点の違いが言葉に表われ、会話の違いになってしまいます。患者様に不快な思いをさせたり迷惑を掛けたりしないことが前提ですが、報連相のときには、上司から部下への一方的なコミュニケーションになりがちです。部下と一緒に考える機会にするとよいでしょう。初頭効果（p.161）を用いて会話を進めることをおすすめします。

10 トラブル後のフォロー

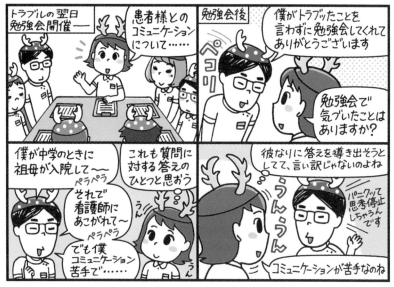

【本事例での対応内容】 事例9のトラブルの翌日に、先輩ナースの和田さんが、新人と若手スタッフに対する勉強会を行いました。そして、師長に依頼された当事者である塩見さんへのフォローもしました。

≪登場人物≫

トラブルの多い新人

塩見さん
スタッフや患者様とのコミュニケーションが続かない。空気を読むのが苦手。

いい例の先輩 バランス型

和田さん
縁の下の力持ちで、人の話を聞くのが得意。

【和田さん（以下、先輩）】塩見さん、いま少し話せるかな？

【塩見さん（以下、新人）】はい。大丈夫です。

【先輩】今日の勉強会の感想はどうでしたか？

【新人】僕がトラブったということを言わずに、患者さんとのコミュニケーションというテーマで勉強会をしてくださったことに感謝します。今日のメンバーの中には、昨日僕がトラブったことを知っていた人もいると思いますが、先輩はやさしいなと思いました。

【先輩】勉強会そのものはどうでしたか？　何か気づいたことはありますか？

【新人】僕が中学生のとき、大好きだったおばあちゃんが病気で入院したんです。お見舞いに行ったときに「体調どう？」って聞いたら、「この看護師さんがよくしてくれるから、どんどんよくなってる気がする。この看護師さん、若いけど本当にすごいのよ」って話してたんです。それをお見舞いに行くたびに聞かされました。

【先輩】おばあさまにはそう見えてたのね。

【新人】おばあちゃんは何でも知ってて、何でもできる人だったので、おばあちゃんがすごいと言っていたその看護師さんのことをだんだん尊敬するようになりました。僕から見ても輝いて働いているように見えました。それで僕はナースになろうと決めました。

【先輩】それがナースになろうと思ったきっかけなんですね。だから塩見さんは患者様に対して一生懸命ケアをやっているし、よく勉強もしているんですね。

【新人】だけど子どものころから、人とコミュニケーションをとることが苦手なんです。急に話し掛けられたり、予想外の話になった

りすると、思考停止しちゃうんです。何か言わなくっちゃと思うとパニクったり、その場に合わないことを言ってしまったりしていることがあると思います。みんなから空気の読めないやつだと思われているんじゃないかと感じています。

解説A

「今日の勉強会の感想はどう?」「勉強会そのものはどうでしたか? 何か気づいたことはありますか?」と二度聞いても、勉強会に対する答えが明確に返ってこないのがこのタイプです。塩見さんの中のルールがあります。コミュニケーションが苦手で、空気が読めない自分がなぜナースになったのかは、彼にとってこの質問の答えのひとつだということを理解しましょう。

いい例：会話B

【先輩】コミュニケーションが苦手なのね。改めて聞くけど今日の勉強会で気づいたことはありますか?

【新人】昨日は、朝から忙しくって、僕のやろうとしている順番で進まなくって、それで少しずつ遅くなって行きました。結局怒られた患者さんのところには1時間以上遅れていきました。そしたら大きな声で怒られたんです。勉強会で先輩が言ってたように、大幅に予定時間が遅れる場合は、予定の患者さんたちに「遅れます」と言いに行けばよかったと思います。焦るばかりで、全然頭が回りませんでした。

【先輩】気持ちわかるわ。私も同期の成瀬君みたいに作業が早くないので、自分のペースでやると遅れて患者様に迷惑を掛けたし、先輩からも注意されたから。昨日の塩見さんもそうだったのね。

解説 B 塩見さんが言い訳を言っていると思わないでください。塩見さんは時系列で整理して導き出した答えです。

いい例：会話 C

【新人】そういうときはどうしたんですか？

【先輩】いろいろ調べてみたら、クリストファー・ラブロックという経営学者が「待ち時間の心理学」でどんなとき人が待ち時間を長く感じるのかについて 10 個のケースを示しています。その中に①何もしないで過ごす、②不安がある、③理由がわからない、④一人で待つ、⑤苦痛を与える、ってあるんだけど、昨日の患者様は 10 個のうち 5 つも該当していました。昨日の患者様のためにどうしたらよかったと思いますか？

【新人】ちゃんと伝え方を考えて、怒っていた患者さん以外にも、「今日は少し遅れます」と言いに行ったら、イライラさせずに済んだと思います。そうしたらいきなり怒られることもないし、僕もパニクらずに仕事できると思います。

解説 C やさしく正直に話せばわかる人です。

いい例：会話 D

【先輩】どこかのタイミングで患者様に伝えに行っていたらよかったですね。患者様とのコミュニケーションのとり方は、昨日の勉強会で足りていますか？

【新人】僕も少し考える時間をもって、伝え方を考えればできると思います。

【先輩】塩見さんは患者様に正しく丁寧にケアすることができるんだから、とっさのときの対応や、相手の人が受け取れるようなコミュニケーションができると、さらに余裕をもって仕事ができるようになりますね。応援していますよ！

 解説 D　　苦手な部分を助けてくれることよりも、助けてくれる人の存在が、塩見さんのようなタイプには必要です。少しずつ自分の中のルールが増えていくといいですね。

ホメシカ看護部長の
ひとこと

コミュニケーションが不得意な人には

　さまざまな要因でコミュニケーションが不得意な人がいます。そういうナースに対して適切な指導がなされ、本人が適応しやすくなることを期待しています。

　まず、自分のことを理解してサポートしてくれる人の存在が大切です。本人は無自覚でも、他者から見た場合にまずいと思われる行動を、やさしく正直に指摘したり、苦手な部分を助けたりしてくれる人の存在は、とても大きな力になります。

注意しても自覚がない 部下へのコーチング

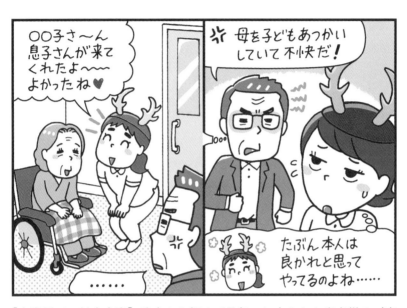

【本事例での対応内容】遠方から初めて見舞いに来られた患者様のご家族から、友近さんへのクレームです。「母親の見舞いに来たら、担当していたナースの言葉づかいがとても気になった。母親を子ども扱いされているようで、バカにされた気分だ。毎日そんな接し方なら、転院させたい」とのクレームです。師長は担当の友近さんと話をすることにしました。

≪登場人物≫

**先輩
アレンジ型**
友近さん
ポジティブだが、大ざっぱで細かいことが苦手。

**悪い例の師長
厳しい性格**
鬼山師長
気が強く、師長の中でいちばん怖いと恐れられている。

**いい例の師長
おだやかな性格**
穏田師長
いつもにこやかでおだやかな性格。

【鬼山師長（以下、師長）】友近さんちょっといいかしら。今日、入院患者様のご家族からクレームが来ましたよ。

【友近さん（以下、部下）】何ですか？　思い当たることはありません。

【師長】ご家族が「初対面なのに、私たちにもなれなれしい言葉づかいで、母に対しても、まるで子ども扱いをしているようで、バカにされた気分だ」とおっしゃっていました。

【部下】その患者さんは高齢で、ひとり暮らしで、家族も遠くに住んでいて見舞いにもあまり来てもらえないから、入院がとても不安だと言われました。だから親しみを込めて接しています。今日ご家族がお見舞いにいらっしゃったので「〇〇（下の名前）さんよかったね。息子さんが来てくれましたよ」。ご家族に「どうぞ、どうぞ」と椅子をすすめて、「〇〇さん（下の名前）待っておられましたよ！」と言っただけです。

【師長】あなたを名指ししたクレームだったということは、その言い方が不快にさせたことは事実ですよ。現に「毎日そんな接し方なら、転院させたい」とまで言われたんですから……。

【部下】普通ですよ。いつもどおりに話しました。

【師長】でもご家族は、いつもどおりでも不快と感じられたわけです。

【部下】私はこれまでも、患者さんから話しやすい、と言われることが多かったんです。患者さんはお話しすると喜んでくれます。

【師長】あなたが患者様想いなのは知っているけれど、ときどき度が過ぎるくだけた話し方をしたり、患者様を子ども扱いしたりすることを、前々から気になって言おうと思っていました。少し気をつけてください。

【部下】前から気になっているなら、そのときに注意してくださいよ。クレー

ムを言われるのは私ばかりではないはずです。私より言葉づか
いが悪い人はほかにもたくさんいますから……。私はよいほう
だと思います。

【師長】今日はあなたの件を話しているんだから、ほかのスタッフのこ
とは置いといてください。あなたは後輩スタッフにも影響力が
あるから、よいロールモデルにならなきゃダメですよ。

解説A　叱ることは相手を望ましい方向に正し、自発的に行動さ
せていくことです。一方的な上司からの説教では行動は変
わりません。あくまでも、問題提起や改善提案であること
を忘れないでください。

いい例：会話B

【穂田師長（以下、師長）】毎日忙しいなか、みんなよくがんばってくれ
ています、ありがとう。その反動かしら、患者様との関わり方
で数件クレームが来ています。友近さんにも、今日お見舞いに
来られたご家族の方から、「母親の見舞いに来たら、担当してい
たナースの言葉づかいがとても気になる。母親を子ども扱いさ
れているようで、バカにされた気分だ。毎日そんな接し方なら、
転院させたい」と指摘を受けました。

【部下】はい。

【師長】患者様の満足度を高めるためにも一緒に考えてほしいと思います。

解説B　いきなり注意や指摘をするのではなく、話し合いをする
スタンスで始め、上司も一緒に考えるとよいでしょう。

いい例：会話C

【師長】自分の言葉づかいについて、どういう認識をもっていますか？

【部下】それほど悪いとは思っていません。普段からコミュニケーションを心掛けて、いつでも患者さんに話し掛けてもらえるように、よい関係性を築こうと心掛けています。

【師長】そうなんですね。私は病院もサービス業と何ら変わらない、むしろ一般のサービス業以上に配慮が必要だと思っています。患者様の誇りや尊厳を守ったり、ご家族の方が心配されないような接し方をしたりする必要があると思っています。患者様もご家族の方も不自由があったり、不安が大きかったりすると、接し方や言葉づかいに敏感になってしまいます。友近さんが思っている以上に、過敏になることもあるでしょう。

【部下】私は患者さんに寄り添った看護をしたいので、親しみを込めて会話がしたいです。

【師長】それは私も同じですよ。

解説C　クレームのあった会話そのものを話し合うのではなく、「接遇や患者様満足度（CS：Customer Satisfaction）の意識」から話し合います。大枠の意識が欠如しているところに、言葉づかいという各論を話し合っても効果が薄いからです。

いい例：会話D

【部下】では、どうしたらいいですか？

【師長】私からひとつ提案してもいいですか？

【部下】お願いします。

解説 D　　提案するときは、相手に意見や考えがあるうちは開示せずに、相手が求めているときに提案します。枕詞（ここでは「私からひとつ提案してもいいですか？」）で許可をとって、相手の聞き耳を起こすと効果的です。

いい例：会話 E

【師長】友近さんの看護に対する思いはすばらしいと思います。チームの後輩たちにもよく声掛けをしてくれていますよね。後輩との会話では、どのようなことを意識していますか？

【部下】いまの若い子たちは個性豊かです。同じ指示でも、すぐに理解できる人と詳しく説明しないと理解できない人がいるので、その人に合わせたコミュニケーションをとるようにしています。

【師長】後輩それぞれに個性があるように患者様やご家族の方の中にも、親しみを好意的に受け取ってくれる人、なれなれしいと不快に感じる人がいます。友近さんの良さがもっと発揮できる方法があると思います。患者様やご家族の方に対して、話し方の工夫や改善を思いつきますか？

【部下】それを考えると、皆さんに同じような話し方になっているかもしれません。スタッフと同じように患者さん一人ひとりに合わせて話し方を工夫する必要がありそうです。

解説 E　　アイデアを一方的に伝えるのではなく、考え方を提案して、あくまでも相手に考えてもらうのがコーチングの手法です。

いい例：会話F

【師長】いい気づきですね。

【部下】スタッフはいろいろな人がいるし、長くその人と接していると、よい話し方が自然とできています。患者様へは、不安を感じさせないようにしたい、寂しい思いをさせないようにしたいという思いが強く、親しみを超えてしまった話し方になっていたんだと思います。「親しい」と「なれなれしい」は紙一重なんだと気づきました。接遇委員会に議題として提案したいと思います。どのような単語や言い回しがOKなのかについてのガイドラインがあると、後輩たちもクレームをもらわずに済むと思います。

【師長】友近さんは、コミュニケーション能力が高いと思います。いま以上に患者様やご家族の方、スタッフへ思いや考え方が伝わるといいですね。それを課題としてがんばってください。接遇委員会の件はありがとう、ぜひよろしくお願いします。

【部下】わかりました。

【師長】私にサポートできることがありますか？

【部下】接遇委員会には私から言いますので、最近のクレーム一覧を接遇委員会のリーダーに渡していただけますか？

解説F　　注意や改善を促すときにやりがちなのは、部下に対して「あなただけが直しなさい」というメッセージの伝え方です。これではうまくいきません。上司も一緒に考え、次に生かしていこうというメッセージが伝わると、部下も受け取りやすく行動変容が起こりやすくなります。

ホメシカ看護部長の
ひとこと

失敗やミスは叱責するのではなく、
まず相手に考えさせる

　失敗やミスは誰にでもあります。こちらがそう思っていなくても、クレームをもらうこともあります。注意する際は、その人に焦点が当たるような言い方はくれぐれも避けてください。「指摘されている事柄に問題意識があるのか」「次にどうつなげていくのか」に焦点を当てて会話をしていきましょう。また上司から一方的に伝えるだけではなく、その人に考えさせるスタンスで提案できるのが、コーチングのよいところです。

事例 12 実地指導者へ 指導力向上のための面談

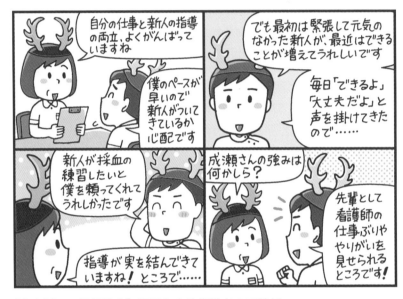

【本事例での状況設定】師長と実地指導者の面談例。

≪登場人物≫

バランスのとれた性格の師長

中間師長

ややおとなしく、そつなく仕事をこなす。

実地指導者の先輩 ディレクション型

成瀬さん

リーダーシップがあるが、行動が遅い人にはイライラしがち。

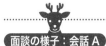

面談の様子：会話A

【中間師長（以下、上司）】成瀬さん、お疲れさまです。

【成瀬さん（以下、実地指導者）】お疲れさまです。

【上司】自分の仕事と新人の指導の両立で大変だと思うけど、よくがんばっていますね。

【実地指導者】ありがとうございます。充実しています。

解説A 面談はいきなり本題に入るのではなく、ねぎらいの言葉を掛けて、気楽に話ができる雰囲気をつくります。面談は話し合うのが目的です。面談者と被面談者が対等な関係で話せるようにスタートしましょう。

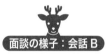

面談の様子：会話B

【上司】今日は成瀬さんの実地指導者としての3カ月間を一緒に振り返る時間にしたいと思います。

面談の時間は30分くらいです。まず、指導者としての3カ月間の振り返りをします。振り返りのポイントは、新人ナースの教育や指導の進捗状況と、成瀬さん自身の関わりや成長についてです。そして、今後に向けての話し合いをします。こういう流れで進めていきましょう。始めてよろしいですか？

【実地指導者】はい、わかりました。よろしくお願いします。

解説B 初めに面談の目的を伝えます。そして、面談の時間の見通しと面談の流れを伝えます。時間や流れがわかると被面談者は安心できます。これからの話し合いのイメージを共有します。面談の流れは、話す順番と主な項目だけで十分です。

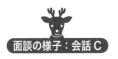

面談の様子：会話C

【上司】実地指導者としての３カ月間の感想を教えてください。

【実地指導者】自分はペースが早いほうなので、新人のペースと合っているのか少し心配です。

【上司】少し心配なんですね。

解説C　　まず３カ月間の感想から尋ねます。実地指導者の現在の立ち位置（気持ち）を確認して知ることが大切です。

ホメシカ看護部長の
ひとこと

部下の否定的な言葉には、バックトラッキングで返す

　上司は部下と日々一緒に仕事をしているので、部下の現在の状態はわざわざ聞かなくてもわかります。また部下のモチベーションが下がっているときは、いまの状態を尋ねにくく、尋ねないようにしてしまうものです。

　しかし、部下の本当の気持ちがわからずしてよい面談はできません。部下の否定的な言葉には、「いまは少し心配なんですね」とバックトラッキング（相手の話したことを繰り返す技法）で受け取っておけばよいので、ここは必ず気持ちを聞くようにしてください。

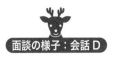

面談の様子：会話D

【上司】ところでこの３カ月間、あなたが指導者としてがんばったこと、うれしかったことは何ですか？

【実地指導者】はい。5月までは新人がとても緊張していて元気もなく、なかなか患者様ともなじめていませんでした。最近は少しずつできることも増えてきて、笑顔が出るようになったことですね。毎日「できるよ」「大丈夫だよ」と声を掛けてきました。

【上司】あなたの関わりが実を結びましたね（ほめながら聞く）。ほかにもありますか？

【実地指導者】はい。採血が上手にできないので、朝の練習に付き合ってほしいと新人ナースから言われたことです。強制したわけではないんですが、自ら進んで練習したいと言われたときはうれしかったです。私を頼ってくれたこともうれしかったですし、前進した感じがしました。

解説 D　初頭効果(p.161)を考えて実地指導者のできているところ、うまくいっていることから質問していきます。事実承認や存在承認、Iメッセージを伝えながらたくさん引き出します。

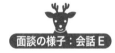

面談の様子：会話 E

【上司】私は成瀬さんが新人ナースとともに成長している姿を頼もしく思っています。初めての実地指導者ですが堂々としていますよ。

【実地指導者】ありがとうございます。うれしいです。

解説 E　実地指導者ががんばったことに対して、成長している、頼りになるというポジティブフィードバックを伝えます。

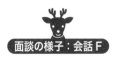

面談の様子：会話 F

【上司】新人ナースの進捗状況と評価を教えてください。

【実地指導者】はい、毎月末新人のチェックシートを 2 人で見て、ミーティングをしています。進捗の程度は普通ではないでしょうか。仕事はとても丁寧です。

【上司】成瀬さんの指導がいいんですね。

【実地指導者】少し厳しめかもしれませんが……。

【上司】新人ナースの現時点での目標は何ですか？

【実地指導者】はい、時間内に業務を終えることです。仕事は丁寧でいいんですが、そのぶん時間がかかります。いまの目標は、時間内に終えられるように対策を講じ、優先順位をつけて、仕事ができるようになることです。

　　今回の面談は、実地指導者のこれまでのがんばりを認め、今後ますます指導がうまくいくようになることが目的ですので、先に実地指導者について「面談 C 〜 E」を話し合い、次に新人ナースに関する「面談 F」の話をするのが効果的です。順番が逆にならないようにしましょう。

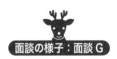

面談の様子：面談 G

【上司】ところで、成瀬さんの強みは何ですか？

【実地指導者】新人に対して、いい悪いはハッキリ伝えることができます。先輩としてナースの仕事ぶりややりがいを見せられていると思います。新人が頼ってくれたら、もっと教えることができます。

【上司】私もそう思います。ぜひ続けてください。今後、より効果的に

指導するには何かアイデアがありますか？

【実地指導者】新人が時間内に業務を終えるために考える必要があります。朝、新人と仕事の流れを確認していますが、夕方までほとんど進捗状況がわかっていません。なので、午後のスタートのときに、新人から話し掛けてもらい進捗状況を報告してもらうようにします。遅れている場合は、アドバイスしたり励ましたりします。

解説 G　　「強み」について質問する意図は、指導に当たって実地指導者本人の本来のよさが生かせているかどうかの確認です。初めて指導者になると、新人ナースへの指導育成の思いが強すぎて空回りすることがあります。本人らしく関われているのか、指導することがストレスになっていないか確認するのに、有効な質問です。個々の強みを生かすのが若手指導のポイントです。

　　そして、指導がよりよくなるように話し合いを続けます。

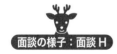

面談の様子：面談 H

【上司】それができるようになったら、次はどうしたいですか？

【実地指導者】新人の仕事の丁寧なところはほめていますが、正直スピードは気になっています。僕自身は優先順位をつけるのが得意なほうなので、まずそれを教えます。優先順位がつけられるようになり時間内に仕事が終われば、新人も喜ぶと思います。

【上司】具体的にはどのように取り組んでいきますか？

【実地指導者】明日からは、しばらく時間を決めて報告を受けるようにします。明日朝2人でミーティングをします。

解説H　　行動計画を話し合う前に効果的なのが、達成イメージを話し合うことです。脳は「できる」という肯定的なイメージをもつと行動が促進されます。指導がよりうまくいくように肯定的な達成イメージを必ず話し合ってください。

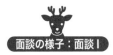

面談の様子：面談I

【上司】私に何かサポートできることはありますか？

【実地指導者】いまは思いつきません。やってみてうまくいかなかったら相談させてください。

【上司】3カ月間の成瀬さんのがんばりに感謝しています。指導をとおして新人ナースと共に成長していますね。これからも新人ナースのいいモデルになってくださいね。

【実地指導者】はい、がんばります。

解説I　　励ましの言葉の前に、上司としての支援の立場を明確にします。

参考文献

1） 野津浩嗣. 人がおもしろいように育つ　ホメシカ理論. 梓書院, 2014, 180p.

2） 野津浩嗣. ICC コーチ養成スクール　テキスト. 株式会社アニメートエンタープライズ.

3） 野津浩嗣. 看護コーチング：日常業務への活用の仕方から人材育成・目標管理面接まで. 日総研出版, 2005, 136p.

4） 柿木隆介. どうでもいいことで悩まない技術. 文響社, 2015, 208p.

5） 原田将. 最高のチームはみんな使っている　心理的安全性をつくる言葉55. 石井遼介監修. 飛鳥新社, 2022, 306p.

6） 週刊東洋経済編集部. 週刊東洋経済　2023 年 9/2 号（「心理的安全性」超入門）. 東洋経済新報社, 2023, 102p.

7） 野津浩嗣. 行動特性診断 BPA　インストラクターマニュアル. 株式会社アニメートエンタープライズ, 2018, 28p.

8） 野津浩嗣. DVD コーチングを活用した目標管理面接　付録テキスト集. 有限会社 AE メディカル, 2004, 41p.

9） ダグラス・マグレガー. 企業の人間的側面―統合と自己統制による経営. 高橋達男訳, 産業能率大学出版部, 1970, 295p.

10） 原田曜平. Z 世代 若者はなぜインスタ・TikTok にハマるのか？. 光文社, 2020, 284p.

11） 河村晴美. やる気を ON する「叱り方」. PHP 研究所, 2009, 222p.

おわりに

　最後までお読みいただき、ありがとうございます。

　私自身も長年、指導の現場で経験を積んできましたが、人材育成の難しさは、時代を超えて常に存在します。なぜなら、人材の育成には「もうこれで十分だ（完璧）」という終点がないからです。

　指導において、私たちはしばしば過去の経験を基準にします。自身がここまでできるようになったのだから、過去の経験を良しとするのは当然のことです。「自分が新人だったころ」「あのときに先輩にほめてもらった」「先輩に注意され不甲斐なさに涙した」など、これらの経験が指導のアウトプットとなりがちです。

　しかしそこには、指導する側と指導される側の個性や価値観の違い、それぞれが育ってきた独自の教育背景や時代の影響があります。それを理解せずに適切な指導はできません。

　「いい指導とは何か？」と尋ねられれば、それは「指導対象者に合った指導」と言わざるをえません。「指導者基準の指導」では、いい指導にはならないのです。

　今どきの若者は、ほめられることで伸びる傾向にあるということは事実です。そしてそれを踏まえた育成は確実に成果を生み出します。ただし、看護の現場では、小さなミスも大きなインシデントにつながるため、ほめることだけではなく、適切な緊張感を保つことも重要です。ぜひ本書を読んで、Z世代の若手ナースを指導するのに効果的な「ほめ方」「叱り方」「伝え方」を知ってください。

　何を、どんなことを、いつほめたらいいのでしょうか。どのように叱れば、落ち込んだり、辞めたりしないのでしょうか。そして、自分の強みを伸ばす、課題を解決する、自身の改善につながるフィードバックを求めているZ世代にはどのように伝えればいいのでしょうか。

Ｚ世代は、他の世代と比べて、情報を素早く収集し、自己主張が強く、独自の視点をもっていることが多いです。一方で、自己肯定感が低いため、批判や指摘に弱く、ストレスに弱い傾向があります。また、他の世代とのコミュニケーションに課題がある場合も多々あります。

　本書では、Ｚ世代に対する「ほめ方」「叱り方」をはじめとするコミュニケーションのとり方や、フィードバックなど「伝え方」の指導スキルを多数紹介しました。

　本書が、指導者の皆さんにとって、「Ｚ世代の若手ナースをより適切に指導し、育成するためのヒント」となることを願っています。

　最後に、本書の執筆にあたり、多くの方々からご支援をいただきましたことを深く感謝いたします。とくに、福岡県済生会福岡総合病院の新人指導者の方々にインタビューをさせていただき、現場の声を聴かせていただきました。また、自らもＺ世代でコーチである江原健悟さんにもお話を伺えたことに感謝いたします。

　本書が、若手ナースの成長、そして看護業界全体の発展に貢献できることを願っております。

2024 年 1 月

野津 浩嗣

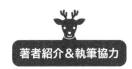

著者紹介&執筆協力

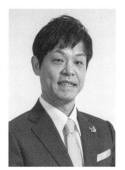

野津 浩嗣（のつ・こうじ）
有限会社 AE メディカル 代表取締役
株式会社アニメートエンタープライズ 代表取締役

【資格・活動など】
● 国際コーチング連盟マスター認定コーチ
● ホメシカ文化推進委員会 会長

　政府特殊法人日本道路公団に入社、技術者研修を担当したのち、研修事業に 32 年携わる。心理学、行動科学、行動心理学を応用した『リーダーシップ論』を基礎として、医師会、看護協会の講師の傍ら、病院、介護施設、大学などで医療・介護従事者向けの研修を実施している。また、大手企業および地域密着型の中小企業に対する各種研修実績をもつ。今どきの若者のやる気スイッチを押す「ホメシカ理論」を提唱し、Z 世代に有効な「ほめ方」「叱り方」「伝え方」を普及すべく、全国を奔走しながら指導にあたっている。登壇回数は 4,300 回を超え、約 120,000 人、600 社以上の研修を行ってきた。

【著　書】
● 教えて！ホメシカ先生 今どきナースのほめ方・しかり方 (メディカ出版、2018 年)
● 人がおもしろいように育つ ホメシカ理論 (梓書院、2014 年)
● 21 年間で 2,600 回セミナーを実施した私の「顧客を獲得できるセミナーづくり」7 つの法 (東洋経済新報社、2012 年)
● 看護コーチング―日常業務への活用の仕方から人材育成・目標管理面接まで (日総研出版、2005 年)

【執筆協力】
● 社会福祉法人恩賜財団福岡県済生会福岡総合病院
　看護部長　大嶋由紀、教育専任看護課長　白木摩耶
● Soul Presenters 代表　江原健悟
● 有限会社 AE メディカル　宮崎順子・上石　優・藤井実穂

※本書は、単行本『教えて！ホメシカ先生 今どきナースのほめ方・しかり方』
（2018年刊行）を大幅に加筆・修正したものです。

令和版 教えて！ホメシカ先生
Z世代ナースのほめ方・しかり方・伝え方
―信頼を築けるホメシカ理論の実践で、
新人・後輩指導が変わる！

2018年1月5日発行　第1版第1刷
2022年6月10日発行　第1版第6刷
2024年2月5日発行　第2版第1刷

著　者　野津 浩嗣

発行者　長谷川 翔

発行所　株式会社メディカ出版
　　　　〒532-8588
　　　　大阪市淀川区宮原3-4-30
　　　　ニッセイ新大阪ビル16F
　　　　https://www.medica.co.jp/

編集担当　西岡和江
編集協力　小川美津子
装　　幀　市川 竜
本文イラスト　岡澤香寿美／佐藤明日香
印刷・製本　株式会社NPCコーポレーション

© Koji NOTSU, 2024

ISBN978-4-8404-8459-6　　Printed and bound in Japan

当社出版物に関する各種お問い合わせ先（受付時間：平日9：00〜17：00）
●編集内容については、編集局 06-6398-5048
●ご注文・不良品（乱丁・落丁）については、お客様センター 0120-276-115